DER MENSCH

AUFBAU UND FUNKTIONSWEISE
DES KÖRPERS

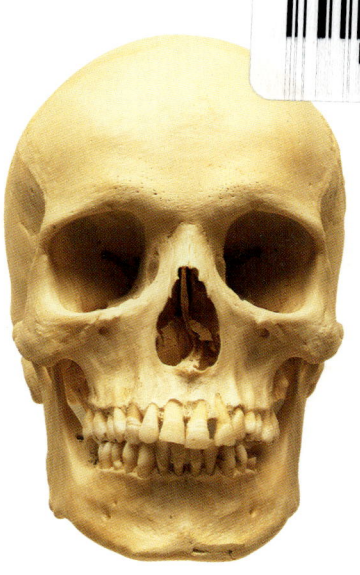

DER MENSCH
AUFBAU UND FUNKTIONSWEISE
DES KÖRPERS

Richard Walker

Fachliche Beratung
Dr. Gabrielle Murphy

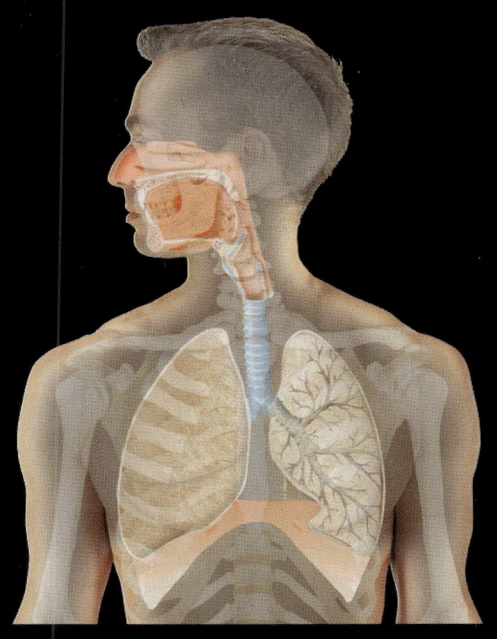

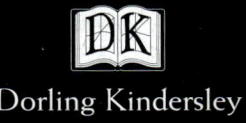

Dorling Kindersley

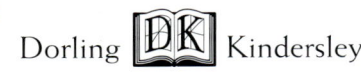

Dorling **DK** Kindersley

LONDON, NEW YORK, MÜNCHEN, PARIS

Projektbetreuung Lucy Hurst
Bildbetreuung Ann Cannings
Lektorat Fran Jones
Bildredaktion Marcus James
Cheflektorat Jayne Parsons
Leitung Bildlektorat Jacquie Gulliver
Bildrecherche Brenda Clynch
DK-Bilder Rachel Holt
Herstellung Erica Rosen
DTP-Design Matthew Ibbotson,
Louise Paddick

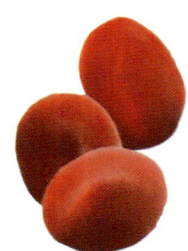

Die Deutsche Bibliothek –
CIP-Einheitsaufnahme

Ein Titeldatensatz für diese Publikation ist bei
Der Deutschen Bibliothek erhältlich.

Titel der englischen Originalausgabe:
Megabites – Body

In neuer Rechtschreibung

Übersetzung Dr. Michael Schmidt
Redaktion Dr. med. Sibylle Tönjes
Druck und Bindung L.E.G.O., Italien

ISBN 3-8310-0267-3

Besuchen Sie uns im Internet
www.dk.com

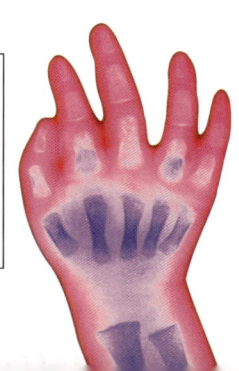

INHALT

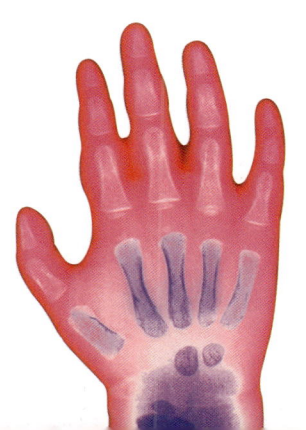
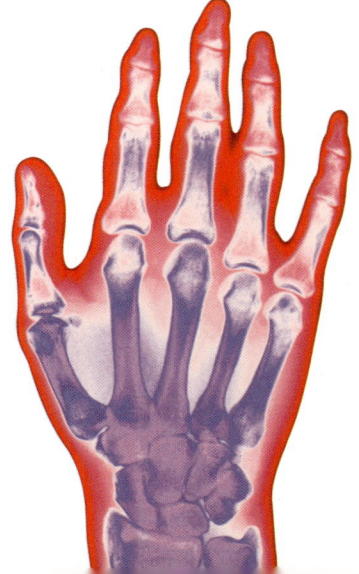

EINFÜHRUNG

Wir Menschen haben eins miteinander gemeinsam – einen Körper. Was sich in diesem Körper alles verbirgt und abspielt, ist eine aufregende, schaurige und überaus unterhaltsame Geschichte.

Im Laufe vieler Jahrhunderte sind die Kapitel dieser Geschichte von Ärzten, Forschern und anderen geschrieben worden, die fasziniert erkannten, woraus der Körper besteht und wie er funktioniert. Dank ihrer Bemühungen wissen wir heute, dass die Bauteile des Körpers – seine „Systeme" – jeweils ihre eigene Rolle spielen. Wenn du all diese Systeme zusammensetzt, wirst du den menschlichen Körper verstehen.

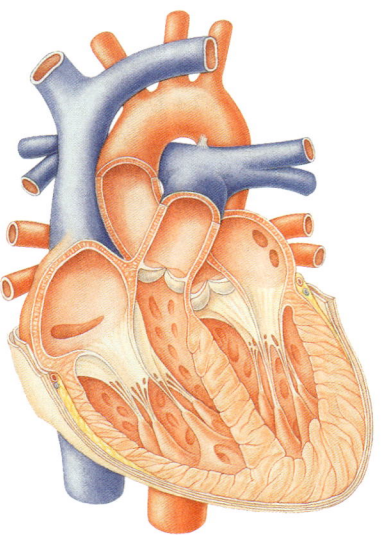

DAS HERZ PUMPT STÄNDIG BLUT DURCH DEN KÖRPER.

Du findest heraus, was deinen Körper aufrecht hält und warum er sich bewegt, wenn du es willst. Die Geheimnisse des Gehirns werden enthüllt, aber auch, warum Stinktiere so unangenehm riechen. Du erfährst, wie du Leben spendenden Sauerstoff aufnimmst und Energie aus deinem Essen beziehst ebenso wie Urin hergestellt wird oder was die Leber tut und wie das Herz Blut zu allen Körperzellen pumpt. Und das ist noch nicht alles. Du begegrest Grabschändern und Leichenräubern, einem Eisenbahnarbeiter mit einer Eisenstange im Kopf, Frankensteins Monster und anderen faszinierenden Figuren, die alle zu unserem Wissen um den menschlichen Körper beigetragen haben.

Nachdem du schon mal etwas über die Körperteile erfahren hast, solltest du auch die lebende Schutzhaut untersuchen, die sie zusammenhält. Und natürlich auch die engagierte Körperabwehr und den Reparaturservice, die sich einschalten, wenn etwas nicht stimmt.

Und schließlich haben wir auch die Mittel und Wege, uns fortzupflanzen und neue Menschen zu machen, die die Kette des Lebens fortsetzen werden.

Da haben wir ihn also vor uns — einen gehenden, sprechenden, atmenden menschlichen Körper. Für diejenigen, die mehr Details über das Thema wissen wollen, gibt es über das Buch verteilt schwarze „Web-Tipp"-Ecken mit faszinierenden Internetseiten.

MUSKELN UND KNOCHEN STÜTZEN UND BEWEGEN DEN KÖRPER.

Richard Walker.

GRUNDWISSEN

Zweifellos sind wir Menschen die intelligentesten Tiere auf dem Planeten Erde. Wir sind auch sehr neugierig und wollen ständig die Welt um uns herum erkunden, auch unseren eigenen Körper. Inzwischen verstehen wir seine Funktionen – bis hinunter zur winzigsten Zelle – aufgrund einer detektivischen Ermittlungstätigkeit, die bis zu unseren frühesten Ahnen zurückreicht.

DIE AHNEN ALLER HEUTIGEN MENSCHEN LEBTEN IN AFRIKA.

Urmenschen

Schon vor 30 000 Jahren waren sich die Menschen ihres Körpers bewusst. Diese Urmenschen hielten Bilder von ihm in Zeichnungen an Höhlenwänden und in einfachen Skulpturen fest. Sie konnten ihre Hände zum Malen, Formen oder Schnitzen benutzen, weil sich die frühesten Menschen – etwa Australopithecus – schon vor Jahrmillionen nicht mehr wie ihre Affenvettern auf allen vieren bewegten, sondern aufrecht auf zwei Beinen standen. So hatten sie die Hände dafür frei, alles Mögliche zu tun.

Unser nächster lebender nichtmenschlicher Verwandter – der Bonobo-Schimpanse – stammt von Menschenaffen ab, die sich nicht auf zwei Beine erhoben.

EINER DER FRÜHESTEN MENSCHEN WAR *AUSTRALOPITHECUS*.

Gleich oder anders

Wenn du dich heute auf der Straße umschaust, entdeckst du menschliche Körper in allen möglichen Formen Größen und Hautfarben. Und wie bei den meisten Tieren gibt es auch zwei Gruppen von Menschen: weibliche und männliche.

Trotz dieser Unterschiede haben alle menschlichen Körper die gleiche Grundanatomie oder -struktur und funktionieren genau gleich, außer bei den spezifisch männlichen und weiblichen Teilen. Aufgrund der Informationen, die während Jahrtausenden zusammengetragen wurden, wissen wir so gut über die Anatomie Bescheid, wobei jede Kultur ihre eigenen Vorstellungen davon hatte und hat.

Frühe Ansichten

Die alten Griechen etwa glaubten, dass es im Körper vier „Humore", Lebenssäfte,

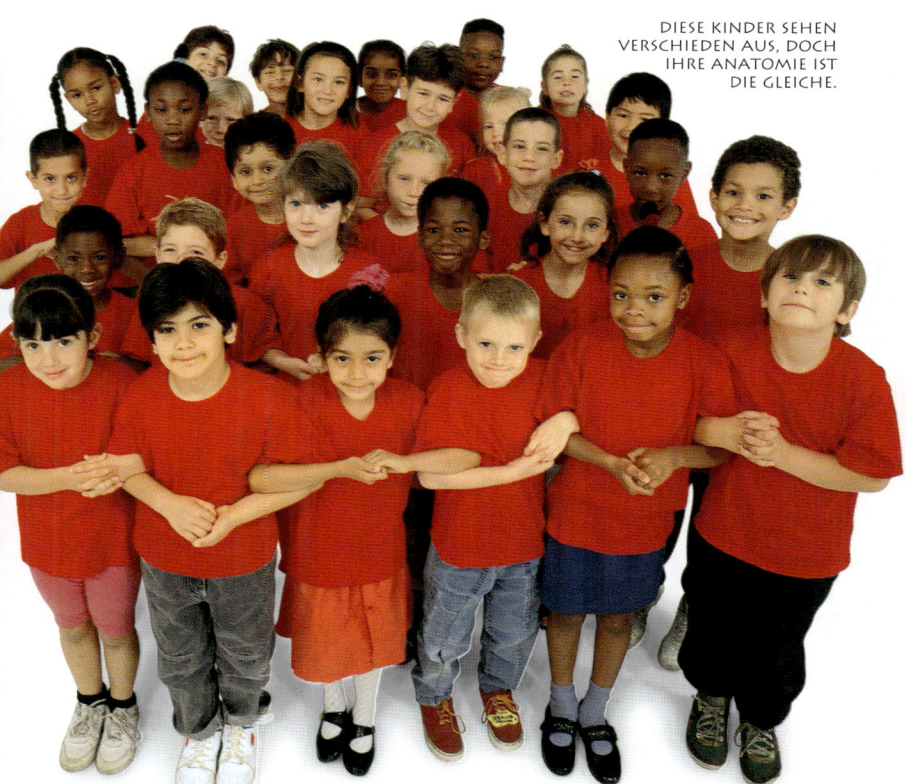

DIESE KINDER SEHEN VERSCHIEDEN AUS, DOCH IHRE ANATOMIE IST DIE GLEICHE.

gäbe: Blut, gelbe Galle, schwarze Galle und Schleim. Jedes Ungleichgewicht zwischen diesen Säften würde krank machen. Besonders jemanden ohne Humor...

Claudius Galen (129-199), ein griechischer Arzt, entwickelte diese Ideen weiter und wurde ein Stararzt in Rom. Das Sezieren (Aufschneiden) von Menschen war verboten, also benutzte er Schweine, Ziegen und Schafe, da er annahm, ihre Anatomie wäre die gleiche.

Galen irrte sich zwar, überzeugte aber alle von seinen Ideen, die über 1300 Jahre unwidersprochen galten. Wer Galens Bücher zu kritisieren wagte, wurde entweder ausgelacht oder bestraft.

DIE VIER HUMORE

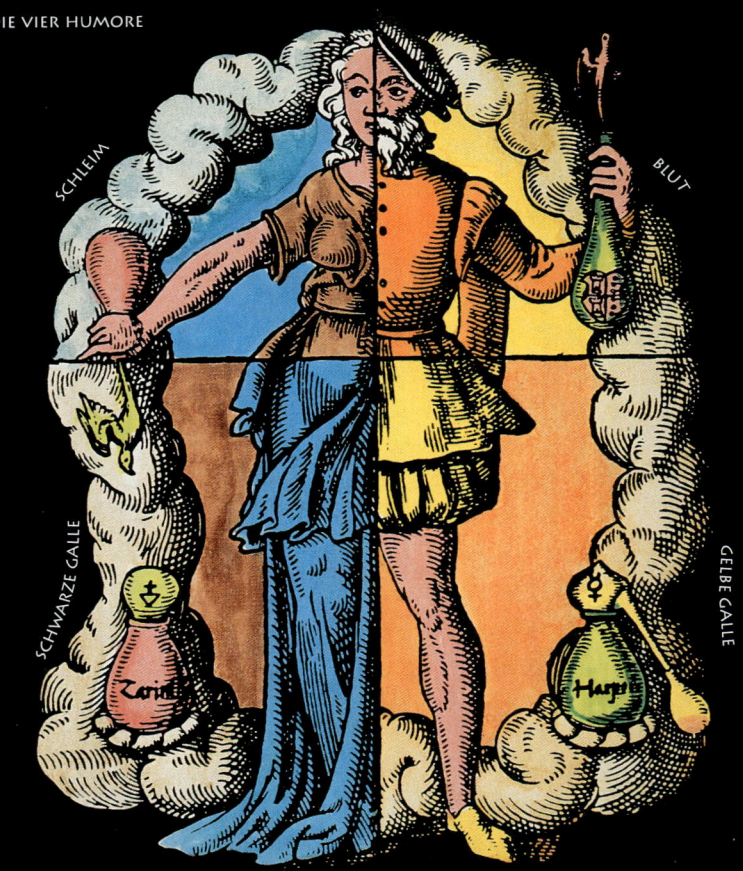

Neue Ideen

Seit dem 16. Jahrhundert jedoch wurden Galens Ansichten infrage gestellt. Zwei Forscher – Leonardo da Vinci (1452-1519) und Andreas Vesalius (1514-1564) – spielten dabei eine entscheidende Rolle.

Leonardo war ein genialer Künstler und Wissenschaftler. Er sezierte bei Kerzenlicht in der Leichenhalle von Santo Spirito über 30 Leichen. Mithilfe seiner eigenen Beobachtungen und seiner unglaublichen technischen Fertigkeiten erstellte Leonardo anhand dessen, was er sah, tausende exakte Zeichnungen des Körpers.

Vesalius, ein Arzt, war es leid, wie andere Ärzte so zu tun, als ob das Körperinnere genauso aussah wie auf den Bildern in staubigen alten Büchern. Also stahl er die Leichen hingerichteter Verbrecher und schnitt sie auf, um zu sehen, wie sie zusammengesetzt waren. Einige Leichen bewahrte er wochenlang auf – er muss verständnisvolle Nachbarn gehabt haben...

1543 veröffentlichte Vesalius seine Erkenntnisse in dem Buch De humanis corporis fabrica, auf Deutsch: Die Struktur des menschlichen Körpers. Es gab

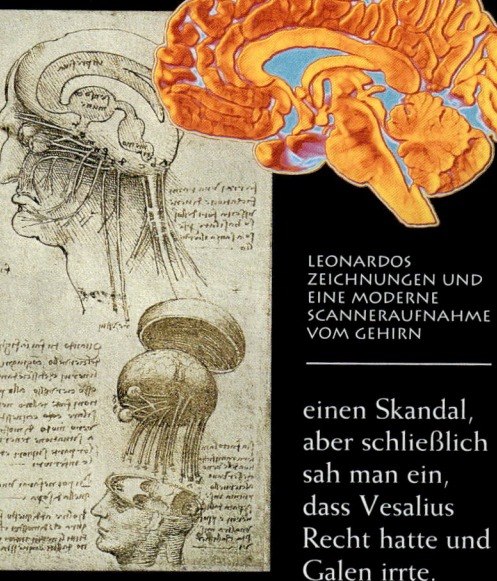

LEONARDOS ZEICHNUNGEN UND EINE MODERNE SCANNERAUFNAHME VOM GEHIRN

einen Skandal, aber schließlich sah man ein, dass Vesalius Recht hatte und Galen irrte.

Leichenräuber

Im England des 16. Jahrhunderts durften Ärzte, die etwas über Anatomie erfahren oder sie lehren wollten, nur die Leichen hingerichteter Verbrecher verwenden. Aber wegen des plötzlichen Interesses an Anatomie hielt das Angebot an toten Körpern mit der Nachfrage nicht Schritt.

Irgendwann kam jemand darauf, dass sich mit dem Verkauf von Leichen an skrupellose

Ärzte Geld verdienen ließ. Banden von Leichenräubern („body snatchers") gruben frisch Bestattete aus Friedhöfen aus und lieferten sie gegen Bares an medizinische Fakultäten.

Um 1820 wurden zwei schottische Leichenräuber es leid, Leichen auszugraben. William Burke und William Hare beschlossen, ihren ärztlichen Kunden frische Leichen zu liefern, indem sie Menschen ermordeten. Schon bald wurden sie gefasst. Hare verriet Burke, der gehängt wurde – seine Leiche wurde zur Sektion freigegeben.

Der Blick in den Körper

Bis Ende des 19. Jahrhunderts konnten sich Ärzte vom Inneren des Körpers nur ein Bild verschaffen, indem sie ihn aufschnitten. Aber 1895

endeckte der deutsche Forscher Wilhelm Röntgen, dass bestimmte Strahlen weiche Dinge wie Haut und Muskeln durchdrangen, nicht aber harte Stoffe wie Knochen. Er fand heraus, dass er ein Bild der Knochen im Körperinneren erzeugen konnte, indem er diese Strahlen durch den Körper auf fotografischen Film projizierte. Nun konnten die Ärzte Brüche und Fremdkörper wie Kugeln und verschluckte Münzen erkennen.

Zwischen 1970 und 1990 wurden moderne High-Tech-Methoden entwickelt. Eine von ihnen, die MRT (Magnetresonanztomographie), kombiniert Magnetismus und Radiowellen zur Erstellung von „Schnitten" durch den Körper, ohne einen Blutstropfen zu vergießen. Bei der Ultraschallmethode prallen Schallwellen von Körperteilen ab, und aus dem Echo entsteht ein

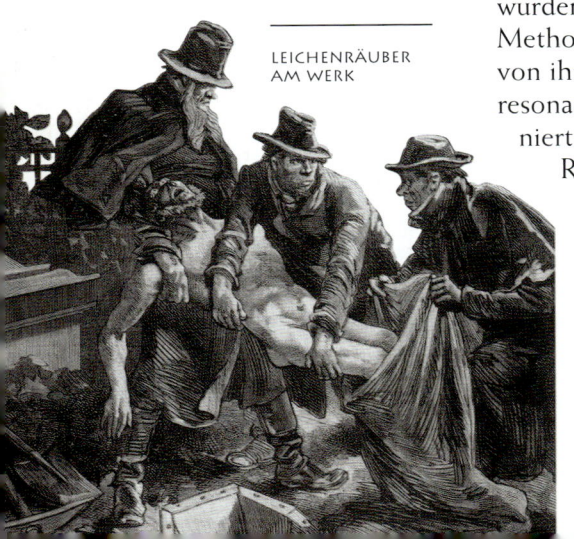

LEICHENRÄUBER AM WERK

Bild vom Körperinneren. Da diese
Methode sehr sicher ist, überprüft
man damit etwa die Entwicklung
eines Babys im Mutterleib.

Zellen, Gewebe und Organe

Wie gut, dass wir die Teile des
Körpers genau beschreiben können.
Aber woraus bestehen sie eigentlich? Der Holländer Antoni
van Leeuwenhoek (1632-
1723) fand es heraus, als
er mit einem einfachen
Mikroskop winzige leben-
de Einheiten im Körper
entdeckte – die Zellen.

Dein Körper besteht aus
Billionen solcher Zellen.
Es gibt etwa 200 Arten
von Zellen, wie Blutzellen,
Knochenzellen und Gehirn-
zellen. Zellen mit der gleichen Aufgabe arbeiten in
Geweben zusammen, wie
die Muskeln, mit denen
du dich bewegst. Ver-
schiedene Gewebearten
kooperieren in Organen
wie Magen oder
Gehirn. Organe mit
verknüpften Rollen
ergeben ein Sys-
tem, wie das Ver-
dauungssystem, das
euer Essen verarbeitet.
Insgesamt besteht
dein Körper aus 12 Systemen.

DIESE MRT-AUFNAHME ZEIGT DIE
ORGANE UND KNOCHEN IM KÖRPER.

MUSKELN & KNOCHEN

Ohne tragendes Skelett wäre der Körper so instabil wie ein Zelt ohne Stangen. Du würdest auf dem Boden liegen und dich nicht rühren können. Knochen brauchen Muskeln, um zu funktionieren. Hunderte von Skelettmuskeln ziehen an deinen Knochen, damit du gehen, schreiben und viele andere Dinge tun kannst. Dazwischen formen, stützen und bewegen Muskeln und Knochen deinen Körper.

HALB MUSKEL, HALB KNOCHEN

KNOCHEN IST STÄRKER ALS STAHL.

Knochengerüst

Wusstest du, dass dein Skelett 206 Knochen hat? Einige sind winzig, wie der reiskorngroße Steigbügelknochen tief im Ohr. Andere, wie der mächtige Oberschenkelknochen in deiner Hüfte, sind groß und stark genug, um dein Gewicht zu tragen. Innerhalb des Knochengerüsts sind weiche Organe wie das Herz und das Gehirn vor einer

Beschädigung geschützt. An den Knochen sind auch Muskeln verankert, damit du daran ziehen und deinen Körper nach Belieben springen, tanzen und rennen lassen kannst.

Woraus Knochen bestehen

Knochen stellen wir uns oft als trocken, staubig und tot vor, da wir sie normalerweise so zu sehen bekommen. Aber Knochen in einem lebendigen Menschen sind zu einem Drittel aus Wasser, voller Nerven und Blutgefäße und erthalten Zellen, die die Knochen ständig neu aufbauen und formen. Lebendige Knochen sind aus Mineralsalzen, damit sie hart, und aus Kollagenfasern, damit sie kräftig sind. Nach dem Tod verrottet das Kollagen – zurück bleibt

nur eine spröde knochenförmige Schale.

Unterm Mikroskop erkennt man, dass Knochen aus verschiedenen Teilen bestehen. Die äußere Schicht weist längsseits Röhren aus Knochengewebe auf – wie zusammengerollte Zeitungen –, die sie verstärken. Da diese Röhren dicht zusammengepresst sind, heißen sie Kompaktknochen.

Weiter innen sehen Knochen wie Honigwaben aus. Verstrebungen und Zwischenräume machen diesen schwammigen Knochen stark, aber leicht – andernfalls könntest du deinen Körper nicht bewegen.

Als du viel kleiner warst,

BLUTGEFÄSSE UND NERVEN IN LEBENDIGEM KNOCHEN

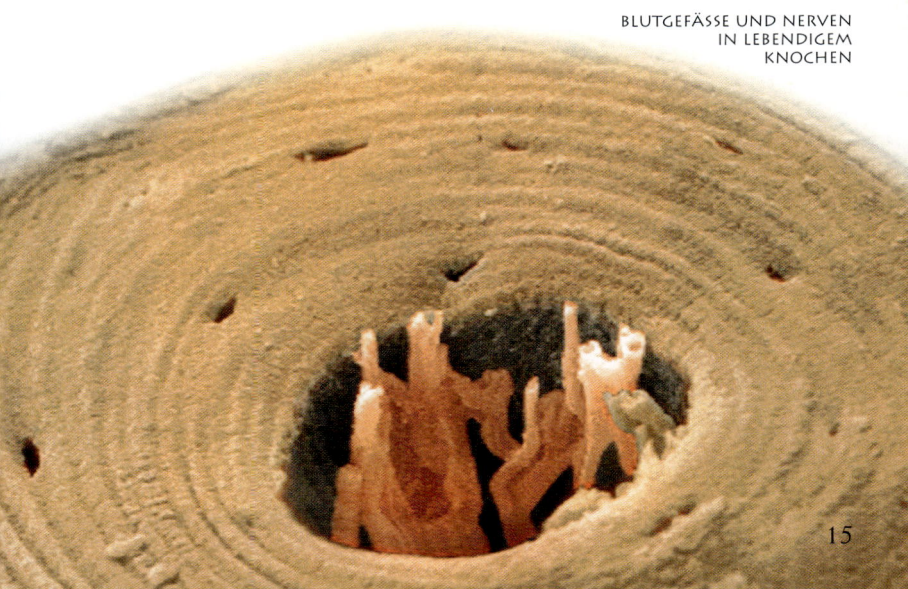

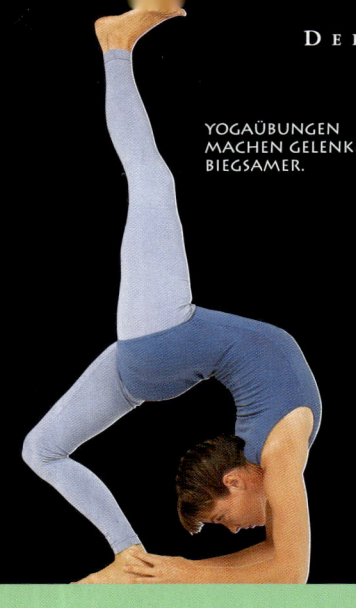

YOGAÜBUNGEN MACHEN GELENKE BIEGSAMER.

Blutfabrik

Knochen tragen dich nicht nur, sondern erzeugen auch die roten Blutzellen, die in deinem Körper herumsausen. Die Blutzellenfabrik befindet sich im Knochenmark, dem gallertartigen Stoff in den Knochen. Es gibt zwei Arten von Mark. Fettes, gelbes Mark – das Hunde an Knochen so lieben – erzeugt keine Blutzellen. Aber rotes Mark schon; es befindet sich in den Schulterblättern, den Rippen, im Brustbein und

IN JEDER SEKUNDE ERZEUGT KNOCHEN-MARK 2000000 ROTE BLUTZELLEN.

hattest du in deinem Skelett mehr Knochen als jetzt. Ein Neugeborenes hat ein Skelett mit über 300 „Knochen". Doch einige von diesen Knochen sind nicht sehr hart. Sie sind aus Knorpel, dem Stoff, der Nase und Ohren biegsam macht. Wenn man älter wird, ersetzt echter Knochen den Knorpel, damit die Knochen länger und stärker werden. Und einige Knochen vereinen sich – darum hast du nun weniger Knochen als am Anfang.

im Becken. Das rote Mark produziert ständig die richtige Anzahl roter Blutzellen, die die verbrauchten ersetzen.

DIESE RÖNTGENAUFNAHMEN DER HAND ZEIGEN, WIE KNOCHEN (LILA) KNORPEL ERSETZEN, BIS MAN ERWACHSEN IST.

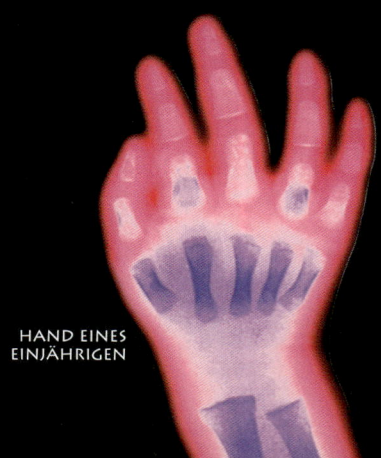

HAND EINES EINJÄHRIGEN

Bewegliche Gelenke

Greif nach deinem Lieblings-
essen und stopf es in den
Mund, ohne den Arm anzu-
winkeln. Unmöglich, nicht
wahr? Zum Glück hast du
Gelenke, die biegsamen
Punkte im Skelett, wo die
Knochen aneinander stoßen
und sich bewegen können.
Einige Gelenke, wie die in
Hüfte und Schulter, erlauben
eine Rundumbewegung.
Andere, wie das Scharnierge-
lenk im Knie, lassen sich nur
vorwärts und rückwärts bewegen. Damit es beim Bewegen
nicht so knirscht, enthalten die
meisten Gelenke eine dicke,
ölige Flüssigkeit, sodass sie
wie eine gut geölte Maschine
funktionieren.

Der Schädel hat ein anders-

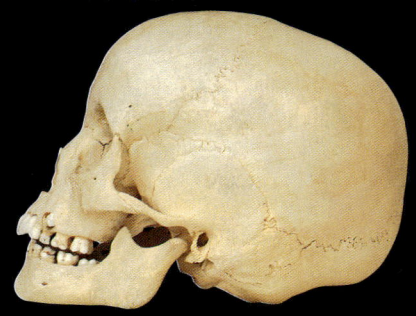

DIE NÄHTE IM SCHÄDEL DIESES SECHS-
JÄHRIGEN PASSEN WIE PUZZLETEILE.

artiges Gelenk. Presse die
Finger an die Seiten deines
Kopfes – sie lassen sich nicht
nach innen drücken. Denn
obwohl dein Schädel aus 22
einzelnen Knochen besteht,
bewegen sich die Gelenke
zwischen ihnen
nicht.

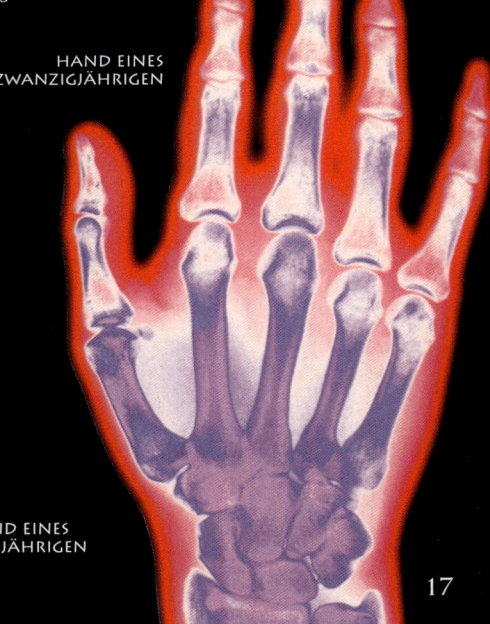

HAND EINES
ZWANZIGJÄHRIGEN

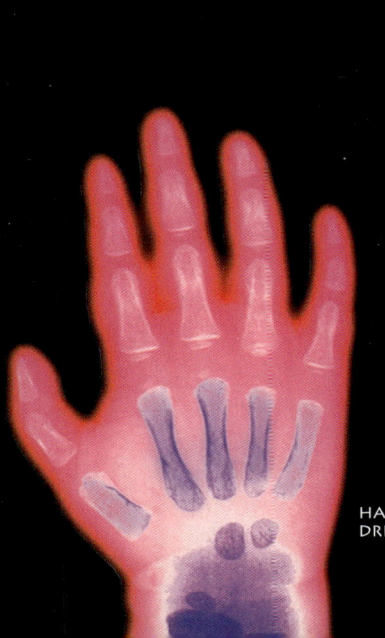

HAND EINES
DREIJÄHRIGEN

17

Diese so genannten Nähte passen ineinander wie Puzzleteile. Damit ist der Schädel ein idealer Schutz für dein weiches Gehirn und bildet die Grundstruktur deines Gesichts. Nur ein Schädelknochen bewegt sich: der Unterkiefer. Zum Glück, sonst könntest du den Mund nicht zum Essen öffnen.

Allerdings wären Gelenke ohne Bänder ziemlich nutzlos. Bänder sind kräftige, aber dehnbare Schnüre, die Knochen in Gelenken zusammenhalten, etwa im Knie. Sie verhindern, dass Knochen sich zu sehr oder in der falschen Richtung bewegen. Wenn du deine Knochen zu weit bewegst, springen sie aus ihren Gelenken, und die Bänder werden überdehnt – das kommt häufig an der Schulter vor. Die Ärzte nennen das eine Luxation, und fachmännisch richten sie die Knochen wieder ein, ohne allzu viele Nerven zu reizen oder Gewebe zu stauchen. Aua!

Handliche Hände

Du siehst also, wie wichtig deine Knochen, Gelenke und Bänder sind. Deine Hände sind ein gutes Beispiel. Seit unsere haarigen Vorfahren auf zwei Beinen zu gehen begannen, haben wir Menschen die Hände für alles Mögliche frei: einen Brief zu schreiben, Schnürsenkel zu binden oder schwere Lasten zu heben. Warum sind unsere Hände so vielseitig?

• Jede Hand besteht aus 27 kleinen Knochen und ist daher sehr biegsam.

• Der Daumen kann die Spitzen der anderen vier Finger berühren.

• Rund 20 Muskeln im Unterarm ziehen an Handknochen, mithilfe langer Sehnen (man sieht sie am Handrücken oder unter dem Handgelenk), um hunderterlei Bewegungen auszuführen, vom kräftigen Griff bis zur zartesten Berührung.

Da die Knochen

BÄNDER (BRAUN) HALTEN DAS
KNIEGELENK ZUSAMMEN.

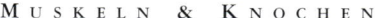

zurückbleiben, wenn man schon lange tot ist, wissen wir, wie ein Skelett aussieht. Aber bei den Muskeln war das bis vor einiger Zeit eine ziemlich grausige Sache. Sehen wir uns das einmal an.

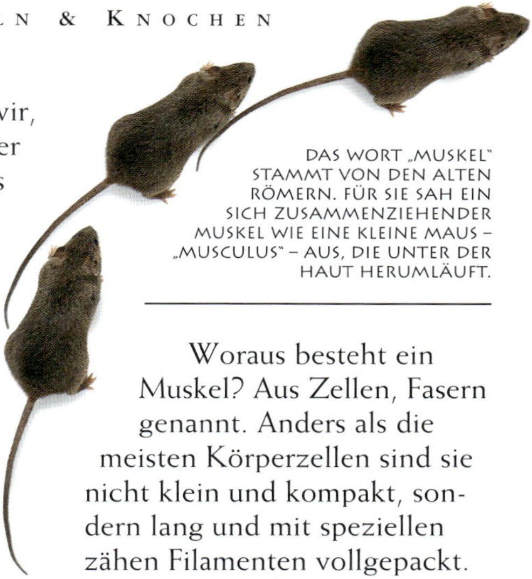

DAS WORT „MUSKEL" STAMMT VON DEN ALTEN RÖMERN. FÜR SIE SAH EIN SICH ZUSAMMENZIEHENDER MUSKEL WIE EINE KLEINE MAUS – „MUSCULUS" – AUS, DIE UNTER DER HAUT HERUMLÄUFT.

Zeigt eure Muskeln!

Du hättest vor Jahrhunderten kein Verbrecher sein wollen: Vielleicht wärst du gehäutet worden! Bei diesem unschönen Verfahren wurde die Haut sorgfältig abgeschnitten, um die Skelettmuskeln darunter freizulegen. Damit konnten die Ärzte ihren Studenten zeigen, wie Muskeln funktionieren.

Woraus besteht ein Muskel? Aus Zellen, Fasern genannt. Anders als die meisten Körperzellen sind sie nicht klein und kompakt, sondern lang und mit speziellen zähen Filamenten vollgepackt. Diese Filamente wirken zusammen, damit sich die Muskelfaser zusammenzieht oder verkürzt. Das tut sie, wenn das Gehirn – das ist der Boss – es durch Aussenden von Nerven-

DIESES WACHSMODELL (ITALIEN 1785) ZEIGT DIE MUSKELN DES OBERKÖRPERS.

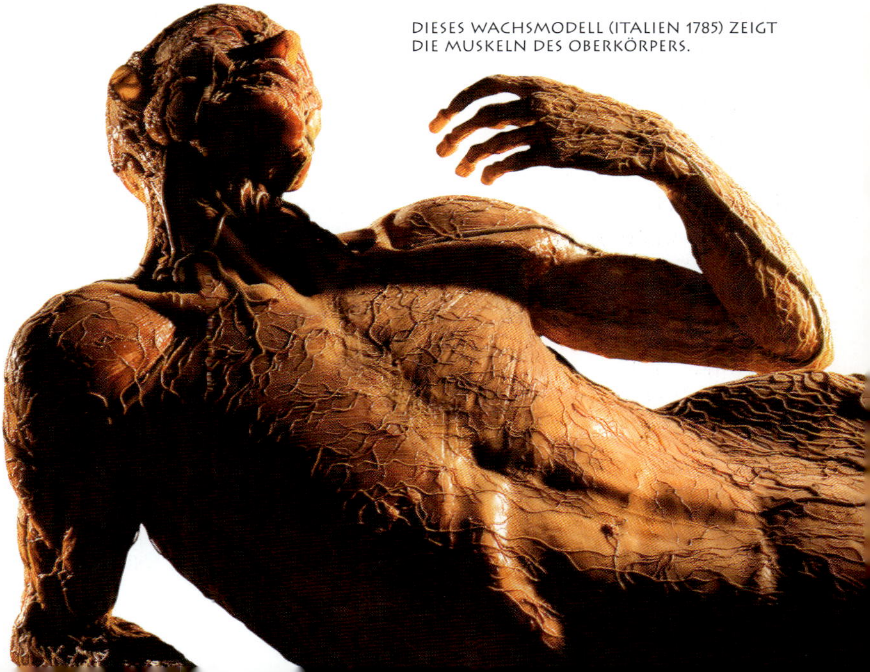

signalen befiehlt. Ziehen sich
die Fasern in einem Muskel
zusammen, wird der ganze
Muskel kürzer, und dieses
Körperteil bewegt sich.

F leischmarkt

Um dir vorzustellen, wie deine
Muskeln aussehen, schau dich
einmal an der Fleischtheke eines
Supermarkts um. Diese roten
Fleischbrocken sind die Skelett-
muskeln von Schafen, Kühen
und anderen Tieren. Das
„Fleisch" deines eigenen Körpers
bildet über 40 Prozent deines
Körpergewichts.

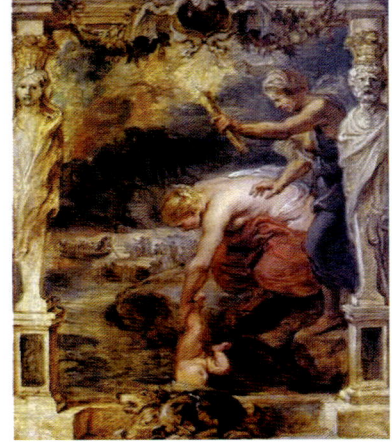

ACHILLES' MUTTER TAUCHT
IHN IN DEN FLUSS STYX,
UM IHN UNSTERBLICH
ZU MACHEN.

TRIZEPS   BIZEPS

TRIZEPS UND BIZEPS ZUSAMMEN BEWEGEN
DEN ARM AUF UND AB.

S ehnen

Gleich über deiner Ferse kannst
du hinten am Bein einen ziemlich festen Gewebegrat spüren.
Das ist die Achillessehne.
Wie andere Sehnen ist sie eine
zähe Schnur, die Muskeln mit
Knochen verbindet. Achilles
war
ein griechischer
Held. Als er klein
war, hielt seine Mutter
ihn an der Ferse und tauchte
ihn in den Fluss Styx, um ihn
unsterblich zu machen. Das
funktionierte, bis ein Pfeil seine
nicht eingetauchte Ferse traf –
er starb. Daher spricht man
von einer Achillesferse. Über
die Achillessehne ziehen die
Wadenmuskeln am Sprungbein,
damit der Fuß nach unten zeigt.

D rück- und Ziehmuskeln

Ziehen mag eine Spezialität
von Muskeln sein, aber Drücken

sicher nicht. Muskelfasern verbrauchen Energie, um sich zusammenzuziehen, aber dann entspannen sie sich einfach und kehren zu ihrer normalen Länge zurück. Wenn man also etwa seinen Arm beugen und strecken will, braucht man mindestens zwei Muskeln: einen (den Bizeps), um die Knochen in einer Richtung zu ziehen und zu beugen, und einen (den Trizeps), um sie in die andere Richtung zu ziehen und zu strecken. Diese Muskelanordnung gibt es überall in deinem Körper.

Einige Muskeln arbeiten ständig, Muskeln in Rücken, Nacken und Pobacken bleiben teilweise zusammengezogen, um dich aufrecht zu halten. Dieser Muskeltonus verschwindet beim Schlafen.

Gesichter schneiden

Überall auf der Welt bedeutet ein Lächeln das Gleiche,

ebenso ein Stirnrunzeln. Über 20 kleine Muskeln um Augen, Nase und Mund erzeugen deinen Gesichtsausdruck, wenn du glücklich oder traurig, ängstlich, zornig oder überrascht bist. Gesichtsmuskeln sind etwas Besonderes, da sie nicht an Knochen, sondern an der Gesichtshaut ziehen. Schon ein kleines Zucken verändert den Gesichtsausdruck und verrät einen unmerklichen Stimmungswandel. Wenn man seine Gefühle für sich behalten will, muss man sich schon eine Papiertüte über den Kopf stülpen!

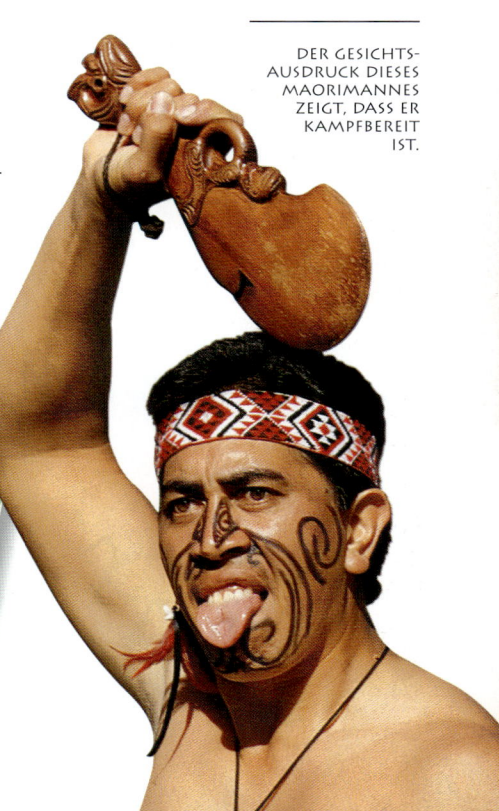

DER GESICHTSAUSDRUCK DIESES MAORIMANNES ZEIGT, DASS ER KAMPFBEREIT IST.

EMPFINDLICHE SINNE

Genau in dieser Sekunde senden Millionen winziger Sensoren einen Strom von Botschaften an dein Gehirn, um ihm mitzuteilen, was gerade innerhalb und außerhalb deines Körpers geschieht. Berührungssensoren – Schmerz-, Druck-, Wärme- und Kältesensoren – befinden sich überall. Sehen, Hören, Schmecken und Riechen haben Sensoren in Augen, Ohren, Zunge und Nase.

DIE AUGEN ENTHALTEN 70 PROZENT DER SENSOREN DES KÖRPERS.

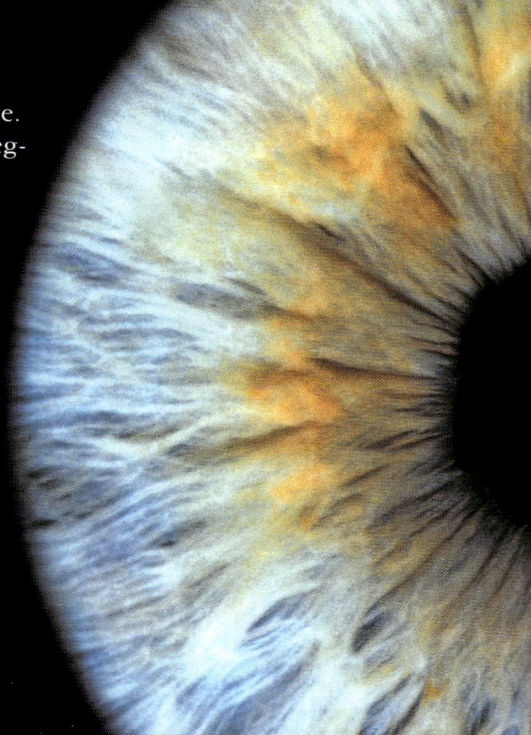

Augen auf
Von allen Sinnen ist das Sehen wohl der wichtigste. Es vermittelt dir ein bewegtes Bild der Außenwelt. Wenn du siehst, kannst du dieses Buch lesen, den Weg zum Kühlschrank finden, Fußball spielen und deine Freunde erkennen. Damit du sehen kannst, nehmen deine Augen Licht wahr, und dein Gehirn erzeugt die Bilder.

Geschützt sitzen die Augen in Knochenhöhlen im Schädel. Jeder Augapfel hat innen eine dünne Schicht, die Netzhaut, die Millionen von Lichtsensoren enthält. Von Dingen um dich herum reflektiertes Licht dringt in dein Auge durch die durchsichtige Hornhaut über der Iris und der Pupille ein und wird von der Linse auf die Netzhaut gebündelt. Treffen Lichtmuster auf die Sensoren, senden diese Signale an dein Gehirn. Hier werden die Botschaften sortiert, und du „siehst".

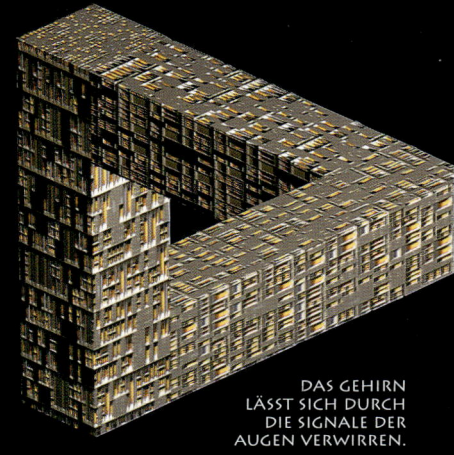

DAS GEHIRN LÄSST SICH DURCH DIE SIGNALE DER AUGEN VERWIRREN.

Augentricks
Mithilfe aller möglichen Hinweise erzeugt das Gehirn aus dem Signalstrom der Augen Bilder. Aber manchmal sind diese Hinweise nicht ganz klar, sodass das Gehirn nicht weiß, was es mit den

DIE PUPILLE WEITET SICH BEI SCHWACHEM LICHT UND VERENGT SICH BEI HELLEM LICHT.

DIE IRIS IST VERSCHIEDEN-FARBIG.

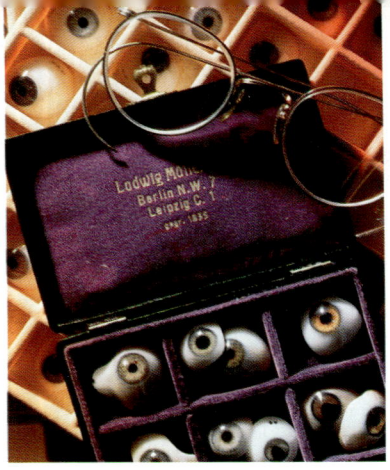

MIT BRILLEN SEHEN AUGEN SCHARF;
GLASAUGEN SIND EIN SCHLECHTER ERSATZ.

anschreit, pflanzen sich Schwingungen, Schallwellen genannt, durch die Luft fort. Sie gelangen ins Innenohr, wo die so genannte Schnecke sitzt. Darin befinden sich etwa 15000 Schallsensoren, auf denen zahllose „Härchen" sprießen. Die Schallwellen drücken diese Härchen zusammen und veranlassen, dass die Sensoren eine Botschaft über Nerven an

empfangenen Informationen anfangen soll. Es fällt auf optische Täuschungen herein.

Hört, hört!!

Vielleicht nennst du diese zwei Lappen an den Seiten deines Kopfes Ohren, doch eigentlich sind sie nur ein Teil der Schall wahrnehmenden Sinnesorgane. Die Hauptteile der Ohren liegen innerhalb eurer Schädelknochen. Um sie zu finden, müsstest du dich schon durch den Gehörgang – der Eingang ist das Loch in der Mitte der Ohrmuschel – am Trommelfell vorbei und über die winzigen Gehörknöchelchen ins Innenohr begeben.

Wenn ein Baby weint, das Orchester sich einstimmt oder deine Schwester dich

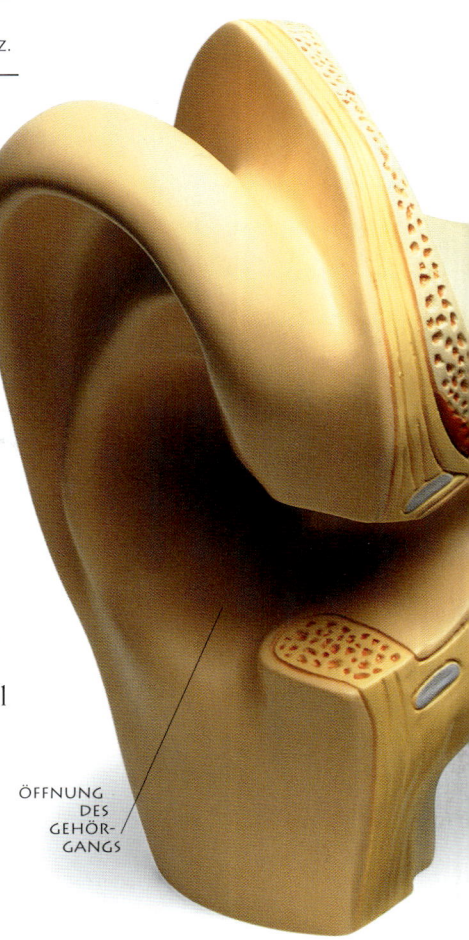

ÖFFNUNG
DES
GEHÖR-
GANGS

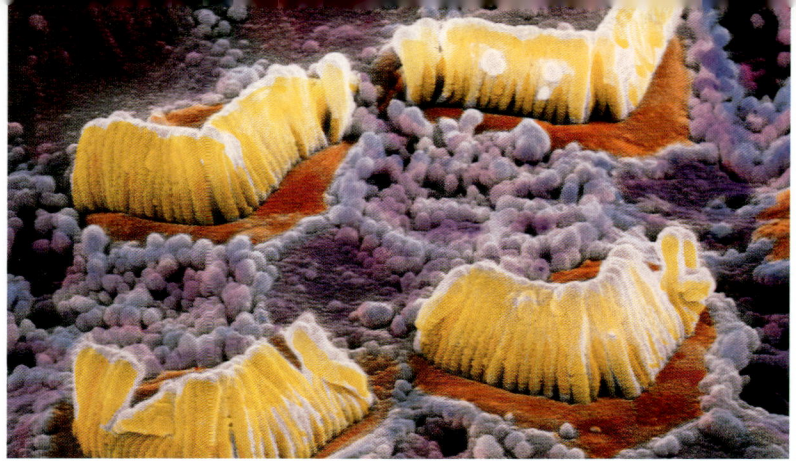

DRINGEN SCHALLWELLEN INS OHR,
BEWEGEN SICH DIESE WINZIGEN HÄRCHEN
UND REGEN NERVEN ZUM GEHIRN AN.

GEHÖRKNÖCHELCHEN

SCHNECKE

TROMMELFELL

G leichgewicht

Mit dem Gehör hängt ein zu-
sätzlicher Sinn zusammen, der
Gleichgewichtssinn, der verhindert, dass man
hinfällt, und dir
sagt, ob du auf dem
Kopf stehst oder
nicht. Sensoren im
Innenohr neben
der Schnecke über-
mitteln dem Gehirn,
ob man sich gerade vor-
wärts, rückwärts oder
seitwärts bewegt
und ob man
sitzt, liegt
oder auf
dem
Kopf
steht.

das Gehirn senden.
Dieses unterscheidet
zwischen einem
spitzen Schrei oder
einem tiefen Stöhnen,
einer lauten Rockband
oder dem leisen Fall einer
Nadel.

MODELL VOM INNE-
REN DES MENSCH-
LICHEN OHRS

25

Zusätzliche Botschaften von den Augen, Füßen und Muskeln liefern dem Gehirn genug Informationen, sodass es an den Muskeln zieht, den Körper bewegt und uns im Gleichgewicht hält.

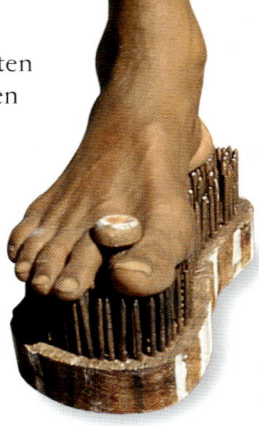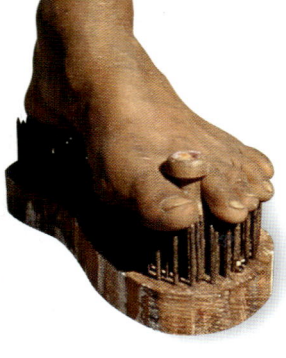

FÜR DIE MEISTEN MENSCHEN WÄRE DAS SEHR SCHMERZHAFT.

Das tut weh!

Schmerz ist auch eine nützliche Empfindung, ein Warnsignal, dass dein Körper verletzt sein kann. Von den drei Millionen Schmerzsensoren im Körper liegen die meisten in der Haut. Diese Hautsensoren lassen dich akuten Schmerz verspüren, etwa wenn du dich an einer Nadel stichst. Sensoren im Körper erzeugen länger anhaltende Schmerzen wie Muskelkater oder Magenkrämpfe.

Stress lässt den Körper eigene natürliche schmerzstillende Mittel produzieren. Daher können Soldaten in der Schlacht schwer verwundet sein, aber nichts spüren – bis der Kampf vorbei ist und die schmerzstillende Wirkung nachlässt.

Berührungssinn

Neben Schmerzdetektoren gibt es in der Haut eine ganze Brigade von Berührungssensoren. Einige nehmen leichte Berührungen wahr, andere Schwingungen und wieder andere unterschiedlich starken Druck. Nur durch Fühlen erkennst du den Unterschied zwischen Samt und Sandpapier. Drucksensoren teilen dir mit, ob ein Freund auf deinem Fuß steht oder ein Elefant. Mehr noch: Nimmst du Eiswürfel in die Hand, lassen Kälterezeptoren dein Gehirn gleich wissen, dass deine Finger zu gefrieren beginnen. Oder wenn du den Fuß in ein zu heißes Bad steckst, melden dir Wärmesensoren, ihn rauszuziehen, bevor er kocht.

MEGAINTERESSANT

MANCHE MENSCHEN, DENEN EIN TEIL DES ARMS ODER BEINS AMPUTIERT WURDE, EMPFINDEN NOCH IMMER SCHMERZ ODER EIN JUCKEN IM FEHLENDEN TEIL. DIESER PHANTOMSCHMERZ ERINNERT GESPENSTISCH AN DAS, WAS EINMAL DA WAR.

Seltsamerweise fühlt sich deine Kleidung nicht kratzig an, während sie an deiner Haut reibt. Du spürst sie, wenn du sie anziehst, aber diese Empfindung lässt rasch nach. Dein Gehirn „ignoriert" einfach die Signale der Berührungssensoren in deiner Haut. Wissenschaftler nennen dies Gewöhnung. Ohne sie würde es uns ständig jucken.

Guter Geschmack

Auch die Zunge hat Berührungssensoren. Sie nimmt Wärme wahr, damit man sich nicht an heißem Essen verbrennt, und hat Kältesensoren, damit man spürt, wie kalt Speiseeis ist. Sie hat sogar Schmerzsensoren, die von einer Chemikalie in Chilischoten gereizt werden, dem Capsaicin. Daher sind Chilis schmerzhaft scharf. Aber vor allem kann die Zunge schmecken.

Im Spiegel erkennst du auf deiner Zunge unzählige winzige Hubbel, die Papillen. Unter dem Mikroskop sehen einige rund, andere spitz aus. Etwa 10000 Geschmacksknospen –

VERGRÖSSERTE ANSICHT DER ZUNGENOBERFLÄCHE. GESCHMACKSKNOSPEN SITZEN AN DER BASIS DER GROSSEN, ROTEN, RUNDEN PAPILLEN.

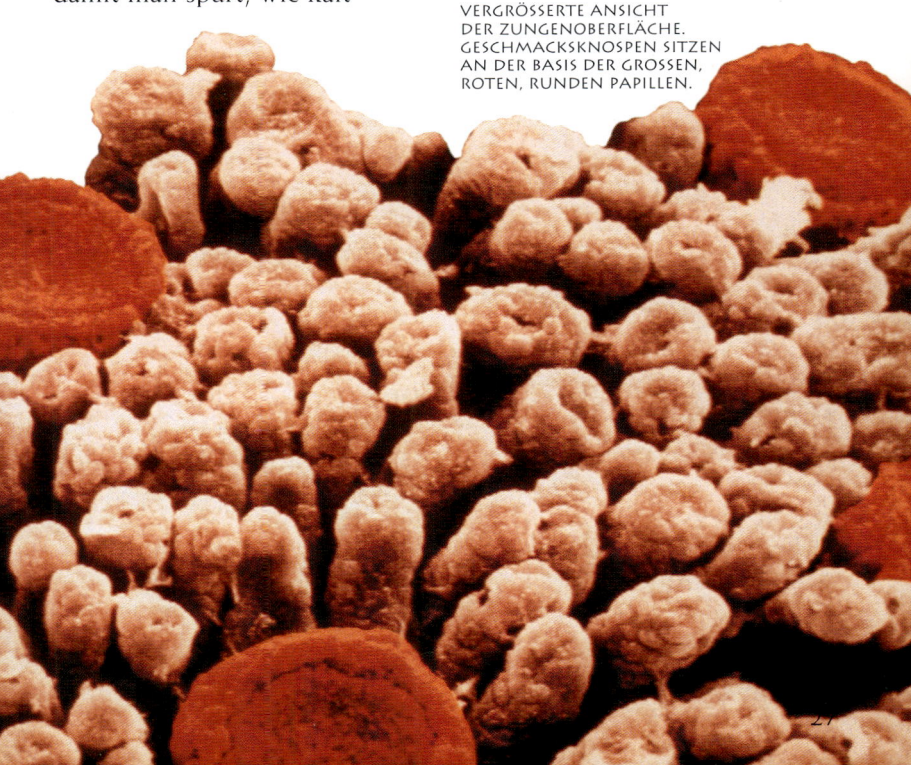

die Sensoren, die Geschmack wahrnehmen – liegen an den Seiten der runden Papillen. Beim Essen lösen sich Geschmacksmoleküle in Spucke auf und werden von den Geschmacksknospen wahrgenommen.

können 10 000 verschiedene Gerüche unterscheiden, Kinder sogar noch mehr.

Der Geruchssinn funktioniert im Grunde so wie der Geschmackssinn. Atmest du durch die Nase ein, lösen sich

DIE ZUNGE SCHMECKT SÜSS, SAUER, SALZIG UND BITTER.

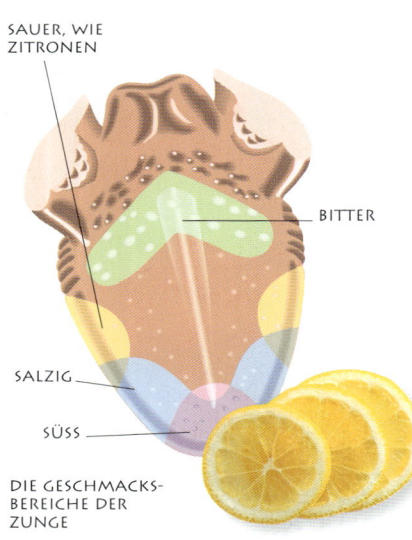

SAUER, WIE ZITRONEN

BITTER

SALZIG

SÜSS

DIE GESCHMACKS-BEREICHE DER ZUNGE

Geruchsmoleküle in dem wässrigen Schleim in deiner Nase auf (dem Zeug, das beim Schnäuzen herauskommt). Treffen die Moleküle auf Geruchsdetektoren oben in deiner Nasenhöhle – dem Hohlraum in deiner Nase –, feuern diese Signale ans Gehirn ab. Geruchs- und Geschmackssinn arbeiten zusammen, damit du Geschmacksnuancen feststellen kannst. Die Nase ist dabei der Boss. Ist sie verstopft, wird der Geschmack von Essen so nichtssagend, dass du mit verbundenen Augen kaum sagen kannst, was du gerade isst. Manchmal gibt es einen Konflikt zwischen beiden Sinnen, wie Menschen, die Durians essen, rasch feststellen. Diese südostasiatische Frucht schmeckt köstlich, stinkt aber wie die Pest.

Mit dem Geruchssinn kann man nicht nur den Duft guten

R iech mal

Erstaunlicherweise ist der Geruchssinn 20 000 Mal empfindlicher als der Geschmackssinn. Erwachsene

Telekinese – damit kannst du Dinge bewegen, indem du einfach daran denkst. Aber die meisten Wissenschaftler glauben nicht daran, sondern halten sich an die fünf Sinne – vorläufig...

Essens und frischer Blumen wahrnehmen, er warnt uns auch vor stinkenden, verfaulten Lebensmitteln und vor möglichen Gefahren wie Rauch. Stinktierspray z.B. enthält Mercaptan, die übelriechendste Substanz der Welt. Wir Menschen nehmen ein einziges Molekül in 30 Milliarden Molekülen Luft wahr. Igitt!

F ünf ... oder sechs?
Soweit also die fünf Sinne. Oder hast du einen sechsten Sinn, an den manche Menschen glauben? Mit diesem geheimnisvollen sechsten Sinn, oft außersinnliche Wahrnehmung genannt, soll man angeblich mittels Telepathie die Gedanken anderer Leute lesen oder mit ihnen durch Gedanken kommunizieren können (das würde die Telefonkosten senken). Noch irrer ist die

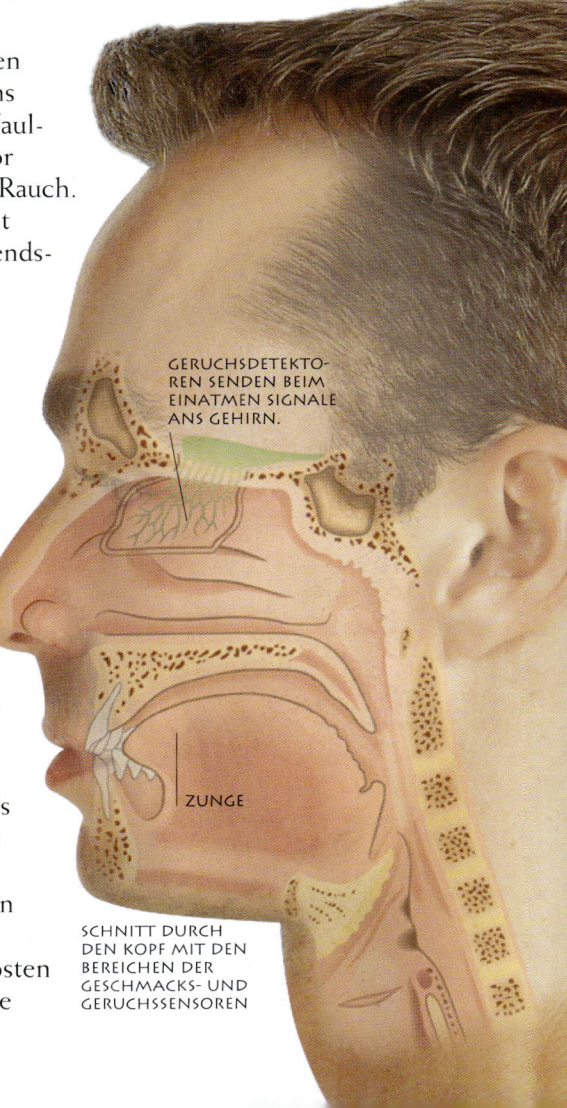

GERUCHSDETEKTOREN SENDEN BEIM EINATMEN SIGNALE ANS GEHIRN.

ZUNGE

SCHNITT DURCH DEN KOPF MIT DEN BEREICHEN DER GESCHMACKS- UND GERUCHSSENSOREN

UNSER GEHIRN

Was ist rosagrau, fühlt sich wie ein weich gekochtes Ei an und ist so runzlig wie eine Walnuss? Dein Gehirn! So unglaublich es klingt, aber diese wabbelige Masse ist verantwortlich für deine Persönlichkeit und Intelligenz, deine Kommunikationsfähigkeit, Phantasie und Erinnerung und steuert die meisten Körperaktivitäten. Es ist zwar verletzlich, wird aber gut von der Knochenkuppel des Schädels geschützt.

Geschütztes Gehirn

Dein weiches Gehirn schwimmt im Schädel, abgefedert und genährt von der Gehirn-Rückenmarks-Flüssigkeit, die es vor Beschädigung schützt. Das hat neugierige Menschen nicht daran gehindert, es zu untersuchen. In der Steinzeit wurde immer wieder trepaniert, das heißt, es wurden Löcher in den Schädel gebohrt. Damit sollten Kopfschmerzen und Geisteskrankheiten geheilt werden.

EIN 4000 JAHRE ALTER TREPANIERTER SCHÄDEL

Linke und rechte Hälfte

Heute wissen wir viel mehr über das Gehirn. Sein Hauptteil ist das runzlige Großhirn. Man fand heraus, dass verschiedene Teile davon für Sehen, Hören, Bewegung, Berührung, Sprache und so weiter zuständig sind. Das Großhirn ist in zwei Hälften geteilt, linke und rechte Großhirnhemisphäre genannt. Die linke Hemisphäre steuert die rechte Seite des Körpers, die rechte die linke Seite.

Gewöhnlich dominiert die linke Hemisphäre, daher sind die meisten Menschen Rechtshänder. Die linke Hemisphäre steuert auch Sprache, Schreiben, Zahlen und Problemlösen, während sich die rechte Hemisphäre mit Kunst, Musik und dem Erkennen von Gesichtern befasst.

Persönlichkeitsveränderung

Die Funktionen des Gehirns verteilen sich auf Bereiche innerhalb jeder Hemisphäre. Wir wissen etwa, dass die Vorderseite des Gehirns vor allem für die Persönlichkeit zuständig ist, und zwar aufgrund eines Unglücks, das Phineas Gage, ein amerikanischer Eisenbahnarbeiter, erlitt. 1848 trieb eine Explosion eine 2,5 cm starke Eisenstange durch Gages linkes Jochbein, den Vorderteil des Gehirns und oben durch den Schädel hinaus. Erstaunlicherweise überlebte Gage. Aber er wurde übellaunig, faul und grob, während er zuvor ein

VON OBEN ERKENNT MAN DIE LINKE UND RECHTE GROSSHIRN-HEMISPHÄRE.

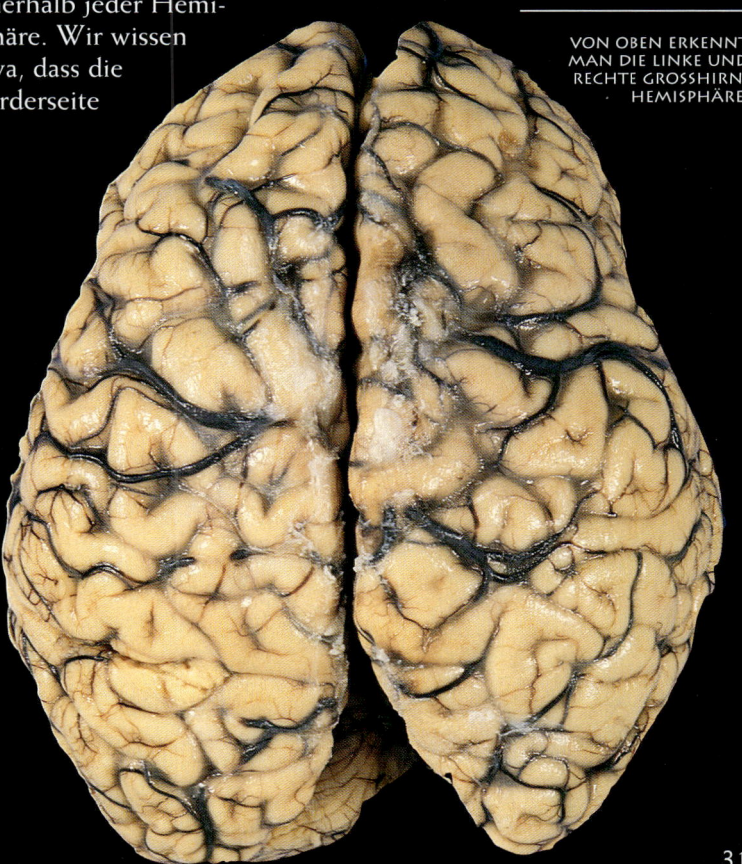

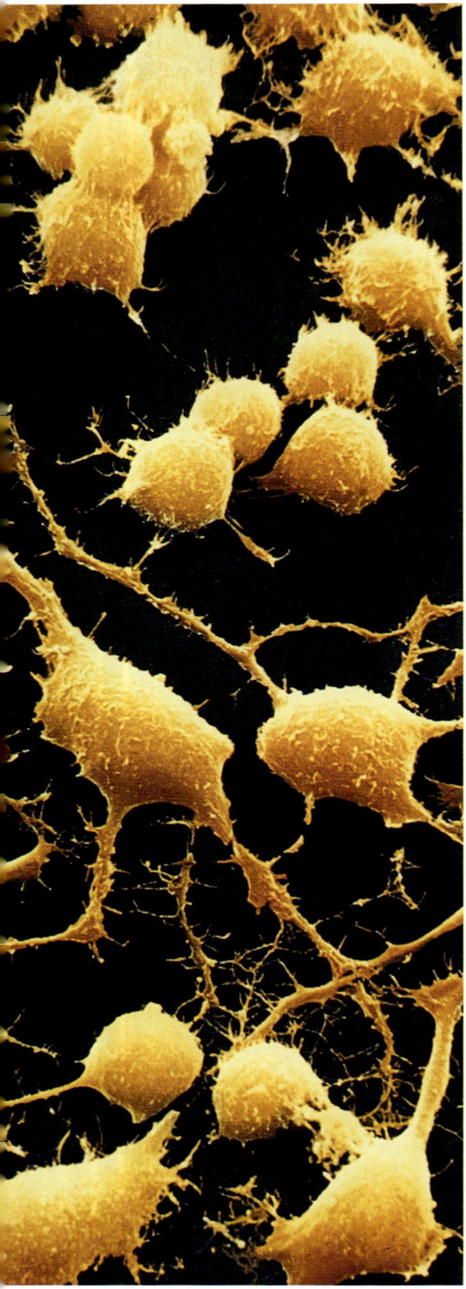

beliebter, fleißiger Arbeiter gewesen war. Seine Persönlichkeit hatte sich völlig verändert. Gages Unglück zeigte, dass das Gehirn verschiedene Teile hat, und spornte viele Wissenschaftler zu weiterer Forschung an.

Gehirnverbindungen

Dein Gehirn ist viel leistungsfähiger und komplexer als ein Computer. Warum? Im Gehirn

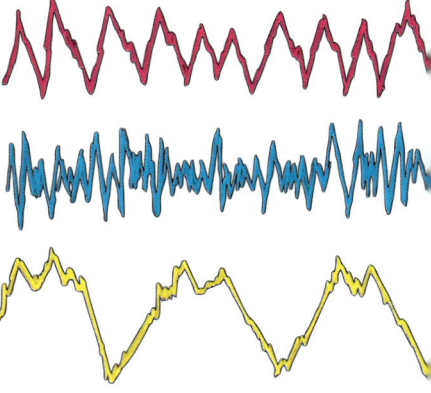

gibt es etwa 100 Milliarden Nervenzellen, die Neuronen. Sie unterscheiden sich von anderen Körperzellen, weil sie auf den Hochgeschwindigkeitstransport elektrischer Signale oder Nervenimpulse spezialisiert sind. Jedes dieser Neuronen ist mit hunderten oder gar tausenden

IM GEHIRN WERDEN IMPULSE UND INFORMATIONEN VON NEURONEN WIE DIESEN MIT LICHTGESCHWINDIGKEIT VERARBEITET UND WEITERGELEITET.

anderer Neuronen verbunden, die ein gewaltiges Kommunikationsnetz bilden. Es empfängt Botschaften von Sensoren, etwa in deinem Auge, sodass du sehen kannst. Es versendet Anweisungen, damit du auf einer geraden Linie gehen oder dein Mittagessen verdauen kannst. Und es analysiert und speichert Informationen, sodass du denkst und dich erinnerst.

WEB-TIPP
www.hiki.ch/Gehirn.htm

Gehirnwellen

Das Gehirn sendet die ganze Zeit, Tag und Nacht, Gehirnwellen aus. Sie werden von den Milliarden elektrischer Signale erzeugt, die in jeder Sekunde zwischen den Neuronen blitzen, und sie schwanken, je nachdem, ob man gerade

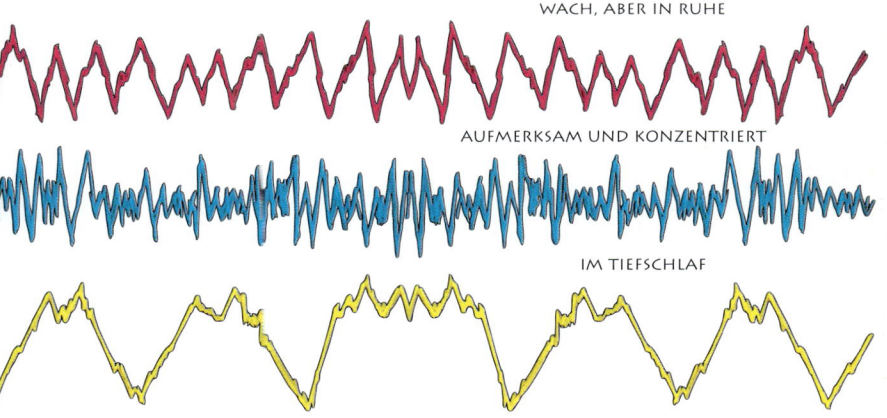

WACH, ABER IN RUHE

AUFMERKSAM UND KONZENTRIERT

IM TIEFSCHLAF

WÄHREND VERSCHIEDENER ZUSTÄNDE ERZEUGTE GEHIRNWELLEN

Intelligenz

Die Verbindungen zwischen all diesen Milliarden Gehirnzellen sind auch zuständig für die Intelligenz. Du glaubst vielleicht, Männer wären intelligenter als Frauen, weil ein männliches Gehirn im Durchschnitt 1,35 kg und das einer Frau 1,25 kg wiegt. Aber Intelligenz hängt nicht von der Gehirngröße, sondern von der Anzahl der Neuronenverbindungen ab.

ruht, sich wirklich konzentriert oder hinten in der letzten Bank schläft.

Warum muss man ein Drittel seines Lebens verschlafen? Man glaubt, dass der Schlaf dem Gehirn Zeit lässt, die Erlebnisse vom Tage zu ordnen, und dem Körper eine Chance zum Ausruhen gibt. Ohne Schlaf wärst du bald schwach und krank.

Schlafen und Wachen sind Teil eines vom Gehirn gesteuerten 24-Stunden-Rhythmus. Diese natürliche Uhr erklärt, warum du um 3 Uhr morgens müde und um 10 Uhr – hoffentlich – hellwach bist. Diese Rhythmen sind leicht zu stören, etwa durch einen Flug in eine andere Zeitzone.

DIESER TEIL DES GEHIRNS WEIST DIE STIMMBÄNDER AN, LAUTE ZU ERZEUGEN UND ZU KOMMUNIZIEREN.

K ontakt herstellen

Wenn du hellwach bist, lässt dich dein vielseitiges Gehirn mit anderen Menschen kommunizieren. Die meisten Menschen tun dies, indem sie eine gemeinsame Sprache sprechen. Man denkt an das, was man sagen will, und ein Teil der linken Großhirnhemisphäre sendet Anweisungen an die Stimmbänder in der Kehle, sodass sie Laute erzeugt.

Aber man kann seine Gefühle auch auf andere Weise übermitteln. Wichtig sind hier Gesten und Körpersprache – deine Körperhaltung, wenn du sprichst oder anderen zuhörst. Auch dein Gesichtsausdruck verrät, was du empfindest.

S tell dir vor...

Wie langweilig wäre das Leben, wenn du nicht allein auf neue Ideen kämst. Eine Geschichte schreiben, ein Bild malen, ein paar neue Tanzschritte erarbeiten oder einfach etwas auf andere Weise erklären – all das beruht auf der Fähigkeit deines Gehirns, phantasievoll und

DIESER TEIL EMPFÄNGT UND INTERPRETIERT NERVEN-SIGNALE VOM OHR.

kreativ zu sein. Die meisten bewussten kreativen Gedanken und Ideen stammen aus der rechten Großhirnhälfte, die sich auch mit dem Genießen von Musik und Kunst befasst. Aber Phantasie hat auch mit unbewussten Gedanken zu tun.

Sie kommen tief aus dem Inneren des Gehirns, von dort, wo sich auch deine Grundgefühle wie Glück und Trauer bilden. Die Phantasie ist nur ein Teil der Intelligenz, die auch in der Lage ist, Probleme zu lösen, zu lernen und sich zu erinnern.

oder etwas Verständliches sagen. Daher ist es gut, dass dein Gehirn die empfangenen Informationen ordnet, speichert, was es behalten will, und abruft, was es zum richtigen Zeitpunkt braucht. Vereinfacht gesagt, besteht das Gedächtnis aus

DAS GEHIRN HÄLT MILLIARDEN ERINNERUNGEN FEST.

Gedächtnisbank
Ohne dein Gedächtnis könntest du dich nicht erinnern, wo du in den letzten Ferien warst, nichts Neues lernen, deine Freunde nicht wiedererkennen

zwei Teilen. Das aktive oder Kurzzeitgedächtnis speichert kurz, was du gerade erlebst,

VINCENT VAN GOGH (1853-90) SCHUF DIESES BILD KRAFT SEINER PHANTASIE.

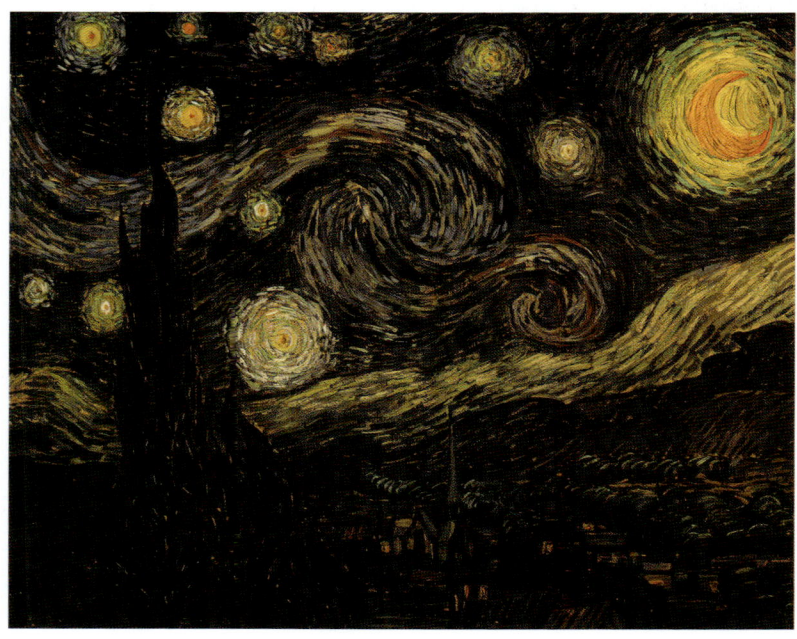

etwa diesen Satz zu lesen. Ausgewählte Informationen – wie ein Gruselfilm oder eine ungewöhnliche Formulierung – werden im Langzeitgedächtnis abgespeichert. Sie können Tage, Monate oder sogar Jahre später abgerufen werden.

Erinnerungen werden durch Bilder oder Gerüche ausgelöst, die in verschiedenen Teilen des Gehirns gespeichert sind.

RÜCKENMARK UND NERVEN VERBINDEN DAS GEHIRN MIT DEM ÜBRIGEN KÖRPER.

RÜCKEN-MARK

Was für ein Nerv!

Das Gehirn ist mit dem übrigen Körper über das Rückenmark und die Nerven verbunden. Das fingerdicke weiche Rückenmark läuft durch das Rückgrat und vermittelt Botschaften ans und vom Gehirn. Von ihm gehen Nerven aus, die sich verzweigen, um Nervenimpulse zu und von allen Körperteilen weiterzuleiten. Aber das Rückenmark ist mehr als nur eine Verlängerung des Gehirns. Es ist auch zuständig für blitzschnelle Reaktionen, Reflexe genannt, die uns vor Alltagsgefahren schützen. Berühre einen Kaktus, und was geschieht? Ein Nervenimpuls zischt zu deinem Rückenmark und – ohne dass du es merkst – zurück zu einem Armmuskel, der sofort deine Hand wegzieht.

Kopflos

Lange war das Köpfen eine übliche Hinrichtungsmethode. Konnte das Gehirn überleben, wenn seine Blutversorgung durch das Herz und die Verbindung zum Rückenmark abgeschnitten war? Du meinst, das ließe sich unmöglich beantworten, da ein kopfloser Mensch tot wäre und nichts dazu sagen könnte? Aber ein kühner französischer Arzt wollte es herausfinden. 1905 sah Dr. Beaurieux zu, als die Guillotine den berüchtigten Mörder Languille köpfte. Als Beaurieux Sekunden später den abgeschnittenen Kopf

MEGAINTERESSANT

SIND KOPFSCHMERZEN SCHMERZEN IM GEHIRN? NEIN. DAS GEHIRN HAT KEINE EIGENEN SENSOREN UND KANN DAHER SCHMERZ NICHT „SPÜREN". KOPFSCHMERZEN ENTSTEHEN MEIST DURCH SPANNUNGEN IN KOPFMUSKELN UND MEMBRANEN, DIE DAS GEHIRN UMHÜLLEN.

anschrie: „Languille!", geschah etwas Unheimliches. Dreimal in 30 Sekunden öffneten sich die Augenlider des Mörders, und er starrte den Arzt an.

L ebenswichtig

Languilles Gehirn muss noch funktioniert haben, wenn er die Stimme des Doktors hören und die Augen öffnen konnte. Sein übriger Körper war ganz leblos. Das Gehirn kann also ohne den Körper ein paar Sekunden lang überleben, aber der Körper kann einfach nicht ohne das Gehirn weiterleben.

EINE GRAUSIGE ENTHAUPTUNG

BLUTVERSORGUNG

Jeder weiß, wie Blut aussieht, aber weißt du auch, was es tut? Körper bestehen aus Billionen Zellen, und jede will ständig mit Nahrung und Sauerstoff versorgt sein. Dazu pumpt das Herz Blut durch den Körper, durch Blutgefäße im Kreislauf.

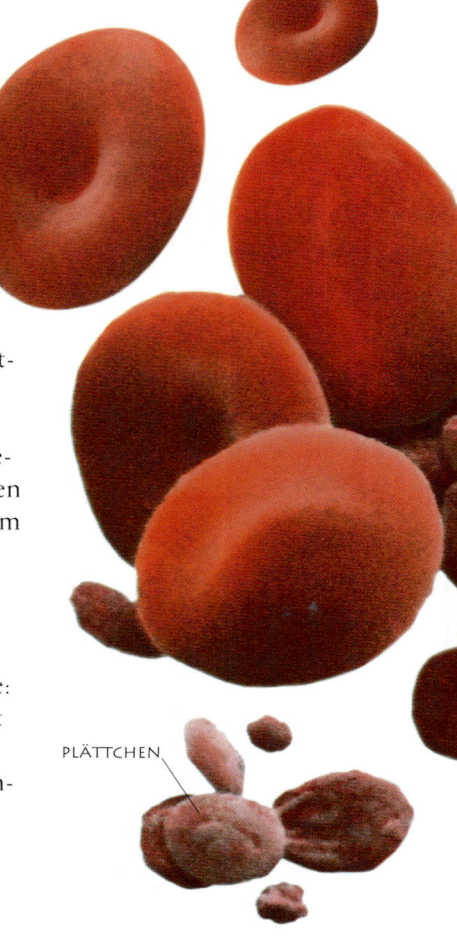

PLÄTTCHEN

Rote Flüssigkeit

Das dickflüssige rote Blut besteht aus Milliarden Zellen, die in einer Flüssigkeit namens Plasma schwimmen. Die meisten sind rote Blutzellen, die dem Blut seine Farbe geben. Die restlichen sind weiße Blutzellen, die eindringende Keime jagen und töten, und Blutplättchen, die einen Reparaturservice rund um die Uhr leisten. Schneidet man sich etwa und beschädigt ein Blutgefäß, verstopfen die Plättchen das Leck. Über dem Leck bildet sich Schorf, der zur Heilung beiträgt.

Versorgungsservice

Blut leistet eine Art Lieferservice: Es versorgt die Körperzellen mit Sauerstoff und Nahrung und entsorgt Abfallstoffe wie Kohlendioxid, bevor sie den ganzen Körper vergiften. Blut verbreitet auch Wärme, sodass es deine

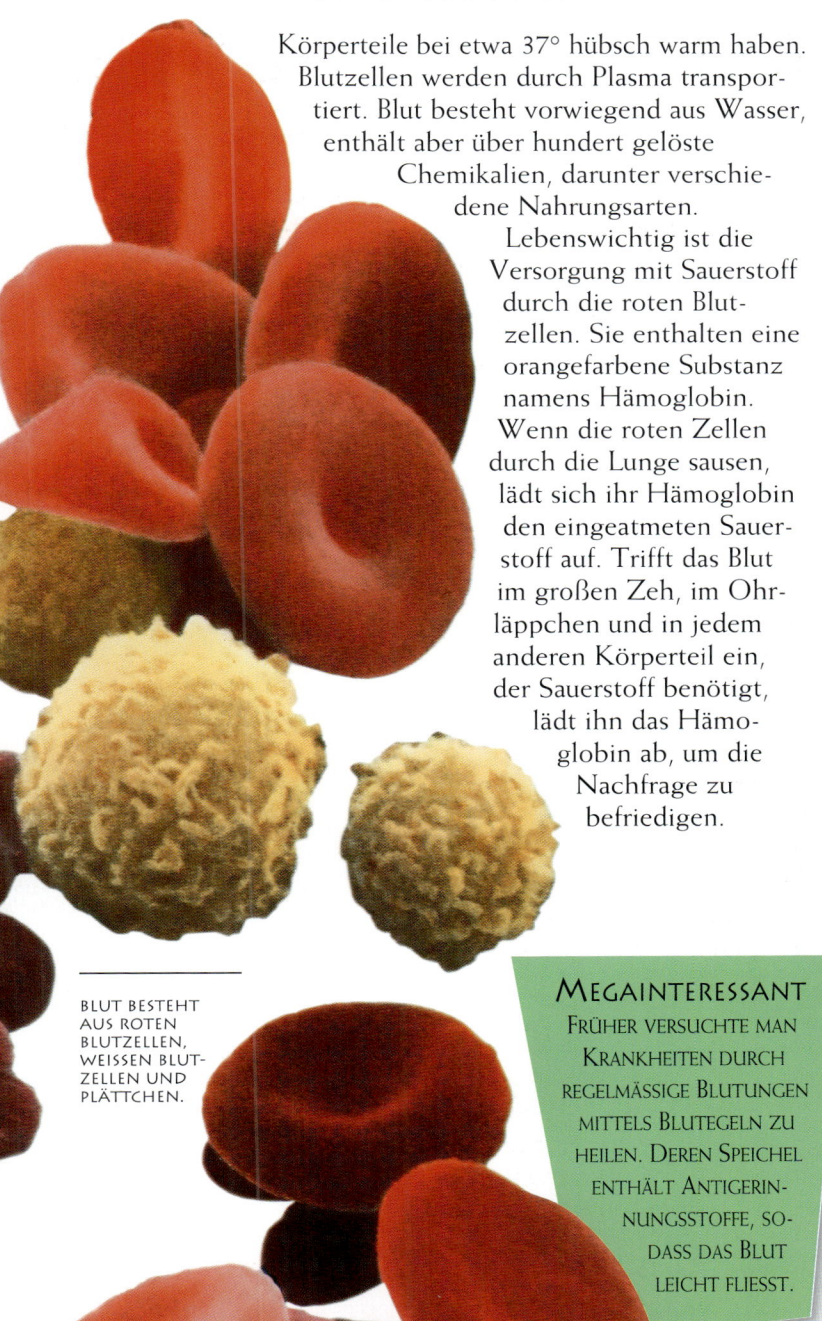

Körperteile bei etwa 37° hübsch warm haben. Blutzellen werden durch Plasma transportiert. Blut besteht vorwiegend aus Wasser, enthält aber über hundert gelöste Chemikalien, darunter verschiedene Nahrungsarten.

Lebenswichtig ist die Versorgung mit Sauerstoff durch die roten Blutzellen. Sie enthalten eine orangefarbene Substanz namens Hämoglobin. Wenn die roten Zellen durch die Lunge sausen, lädt sich ihr Hämoglobin den eingeatmeten Sauerstoff auf. Trifft das Blut im großen Zeh, im Ohrläppchen und in jedem anderen Körperteil ein, der Sauerstoff benötigt, lädt ihn das Hämoglobin ab, um die Nachfrage zu befriedigen.

BLUT BESTEHT AUS ROTEN BLUTZELLEN, WEISSEN BLUTZELLEN UND PLÄTTCHEN.

MEGAINTERESSANT

FRÜHER VERSUCHTE MAN KRANKHEITEN DURCH REGELMÄSSIGE BLUTUNGEN MITTELS BLUTEGELN ZU HEILEN. DEREN SPEICHEL ENTHÄLT ANTIGERINNUNGSSTOFFE, SODASS DAS BLUT LEICHT FLIESST.

Pumpendes Herz

Damit er seine Aufgaben erledigt, muss Blut durch den Körper gepumpt werden. Das besorgt das Herz. Einst hielt man das Herz für den Sitz unserer Persönlichkeit und unserer Gefühle. Heute wissen wir, dass das Gehirn dafür zuständig ist. Verbrauchtes, sauerstoffarmes Blut gelangt durch große Venen ins Herz. Es tritt zuerst in den rechten Vorhof ein, der es in den rechten Ventrikel drückt, und dann in die Lunge, wo es mit Sauerstoff angereichert wird. Durch den linken Vorhof kehrt es in die linke Herzseite zurück und gelangt in den linken Ventrikel. Das Herz pumpt nun sauerstoffreiches Blut durch den Körper.

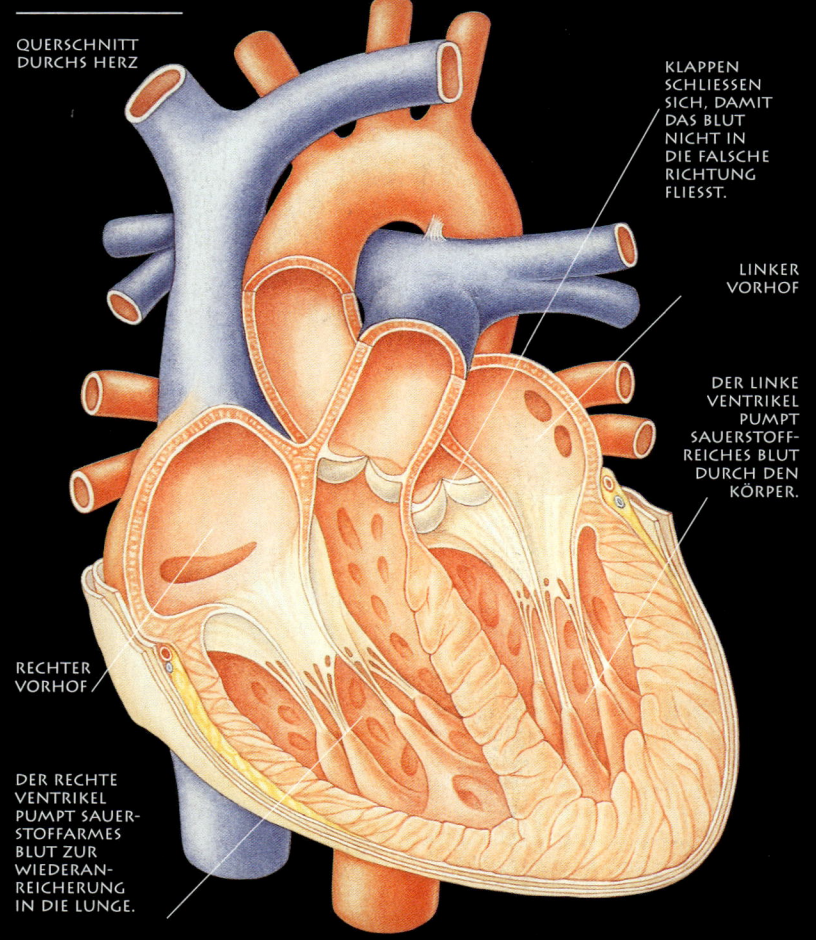

QUERSCHNITT
DURCHS HERZ

KLAPPEN
SCHLIESSEN
SICH, DAMIT
DAS BLUT
NICHT IN
DIE FALSCHE
RICHTUNG
FLIESST.

LINKER
VORHOF

DER LINKE
VENTRIKEL
PUMPT
SAUERSTOFF-
REICHES BLUT
DURCH DEN
KÖRPER.

RECHTER
VORHOF

DER RECHTE
VENTRIKEL
PUMPT SAUER-
STOFFARMES
BLUT ZUR
WIEDERAN-
REICHERUNG
IN DIE LUNGE.

Herzschlag

Während du dies liest, schlägt dein Herz etwa 70 Mal pro Minute. Dafür sorgt ein eingebauter Schrittmacher. Wenn du Sport treibst, beschleunigt sich eines sterbenden Fünfzigjährigen durch das Herz einer jungen Frau, die gerade bei einem Autounfall gestorben war. Leider lebte der Mann nur 18 Tage, aber Dr. Barnard hatte gezeigt,

DER HERZMUSKEL ERMÜDET NIE UND MACHT KEINE PAUSE.

das Tempo, damit deine Muskeln mehr Blut bekommen. Bei jedem Herzschlag entspannen sich beide Seiten des Herzens, um Blut hereinzusaugen, und ziehen sich dann zusammen, um Blut in die Lunge oder in den übrigen Körper zu drücken. Dabei schließen sich die Herzklappen, damit das Blut nicht in die falsche Richtung fließt – so entsteht das Pochen, das man in der Brust hört.

Neue Herzen

Manchmal funktioniert das Herz nicht mehr so richtig und muss ersetzt werden. Heute sind Herztransplantationen eine Routinesache und geben Menschen mit schweren Herzerkrankungen neuen Lebensmut. Diese Operation wurde erstmals 1967 in Südafrika von Christiaan Barnard durchgeführt. Er ersetzte das Herz

dass eine Herztransplantation möglich ist.

Blut spenden

Nicht nur das Herz kann von einem Körper in einen anderen übertragen werden. Blut ist lebenswichtig – wenn man zu

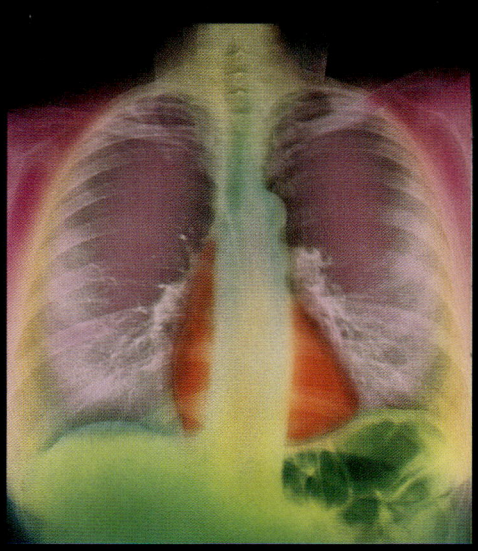

DAS HERZ (ROT) LIEGT IN DER BRUST, DURCH DAS BRUSTBEIN UND DIE RIPPEN GESCHÜTZT.

viel verliert, stirbt man.

Erstmals kam man im 17. Jahrhundert auf die Idee der Bluttransfusion – das Blut eines Spenders in einen Patienten zu übertragen. Man machte Versuche mit Blut von Schafen, Hunden und dann – vernünftigerweise – von anderen Menschen. Manche Transfusionen gelangen, aber andere ließen die Patienten sehr krank werden oder töteten sie.

Der österreichische Arzt Karl Landsteiner (1868–1943) wies schließlich nach, dass es vier verschiedene Arten von Blut gibt. Er nannte sie die Blutgruppen A, B, AB und 0. Landsteiner bewies auch, dass die roten Zellen einer falsch verabreichten Blutgruppe – etwa von B an einen Menschen mit Gruppe A – zusammenkleben würden. Dann würden kleine Blutgefäße blockiert, und der Patient müsste sterben. Dank

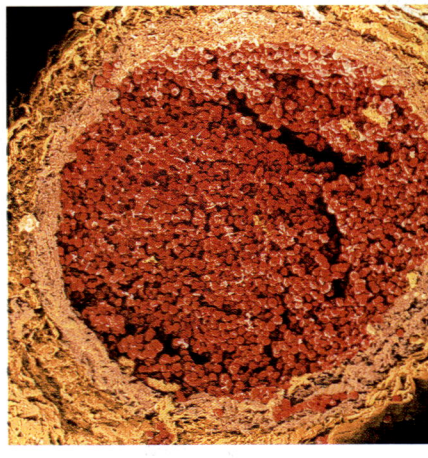

QUERSCHNITT DURCH EINE ARTERIE

Landsteiners Entdeckungen gibt es heute täglich Millionen sicherer Bluttransfusionen.

Volles Rohr

Da haben wir also eine Pumpe und die richtige Blutgruppe – aber wie gelangt Blut überallhin, wo es gebraucht wird? Zum Glück transportiert ein riesiges Röhrennetzwerk von Blutgefäßen Blut in jeden

DAS MODELL ZEIGT DIE ARTERIEN (ROT), DIE BLUT AN ARME UND HÄNDE LIEFERN, UND DIE VENEN (BLAU), DIE ES WIEDER ZURÜCKTRANSPORTIEREN.

WEB-TIPP
www.br-online.de/bildung/
databrd/blut1.htm/blut1.htm

Winkel des Körpers und wieder zum Herzen zurück.

Arterien leiten Blut bei jedem Herzschlag unter hohem Druck vom Herzen weg. Arterienwände sind stark und elastisch zugleich. Mit jedem Schlag dehnen sich die Wände aus und springen wieder zurück. Dieses Hin und Her spürst du, wo eine Arterie nahe der Hautoberfläche liegt, besonders über einem Knochen, etwa in deinem Handgelenk gleich unterm Daumen. Jeder Puls stellt einen Herzschlag dar. Findest du deinen Puls? Wenn du einen Finger darauf legst, kannst du deinen Herzschlag messen.

Arterien verzweigen sich im ganzen Körper und münden schließlich in mikroskopisch kleine Gefäße, Kapillaren genannt. Sie sind so klein, dass sich manchmal rote Blutzellen verbiegen müssen, um hineinzupassen. Kapillaren laufen an Zellen vorbei, sodass Nahrung und Sauerstoff aus dem Blut in die Zellen gelangt.

Zum Herzen zurück

Nachdem sie ihre Aufgabe erledigt haben, verbinden sich die Kapillaren zu Venen, die sauerstoffarmes Blut zum Herzen zurücktransportieren. Venen haben dünnere Wände, und das Blut fließt durch sie nur mit geringem Druck.

Die Herzklappen verhindern, dass das Blut zurückläuft.

Vom Herzen aus tritt das Blut dann eine neue Reise durch den Körper an.

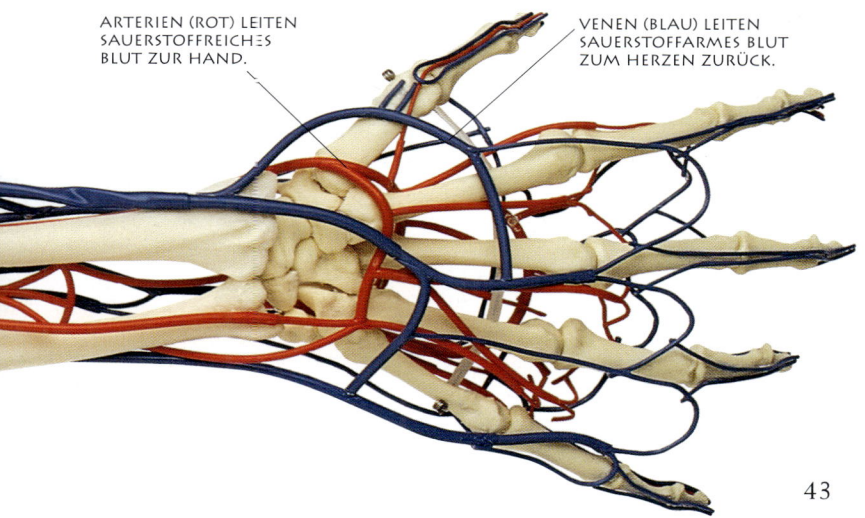

ARTERIEN (ROT) LEITEN SAUERSTOFFREICHES BLUT ZUR HAND.

VENEN (BLAU) LEITEN SAUERSTOFFARMES BLUT ZUM HERZEN ZURÜCK.

VERDAUUNG

Wahrscheinlich isst du am Tag drei Mahlzeiten. Was spielt sich nun zwischen der Nahrungsaufnahme durch den Mund und dem Ausscheiden am anderen Ende ab? Antwort: die Verdauung. Während das Essen durch deine röhrenförmigen Eingeweide wandert, wird es in die Nährstoffe zerlegt, die du brauchst.

Notwendige Nährstoffe

Was gibt es heute bei euch zu essen? Ein paar frittierte Heuschrecken oder saftige Raupen in Tomatensauce? Auch wenn du über diese Delikatessen die Nase rümpfst, sind sie doch in einigen Teilen der Welt sehr beliebt. Vor allem enthalten sie genauso viele Nährstoffe wie Pizza mit Salat.

Was sind das für lebenswichtige Nährstoffe? Kohlenhydrate und Fette geben dir Energie. Proteine sorgen für Wachstum und reparieren den Körper. Vitamine wie Vitamin C und Mineralien wie Eisen halten deine Zellen in Gang und dich gesund. Obst- und Gemüsefasern geben deinen Eingeweiden zu tun, damit sie

richtig verdauen. Und Wasser hält dich schließlich im Innern feucht und verhindert, dass du wie eine Dörrpflaume austrocknest.

Energie aus Nahrung

Laufen, Reden, sogar Stillsitzen sind Aktivitäten, die Energie benötigen. Sie stammt aus der Nahrung, besonders aus Zucker und anderen Kohlenhydraten.

Wie viel Energie du brauchst, hängt von deinem Alter, Geschlecht und deiner Tätigkeit ab. Eine Sportlerin braucht mehr Energie als eine Frau, die den ganzen Tag im Büro sitzt. Verbrauchst du genauso viel Energie wie du isst, bleibt dein Gewicht gleich. Wer mehr isst, speichert die zusätzliche Energie als Fett und nimmt zu.

HEUSCHRECKEN SIND
SEHR NAHRHAFT.

NÄHRSTOFFE WERDEN AUS ESSEN IM
VERDAUUNGSSYSTEM FREIGESETZT.
DAZU GEHÖREN DER MAGEN (BLAU)
UND DER DÜNNDARM (GRÜN).

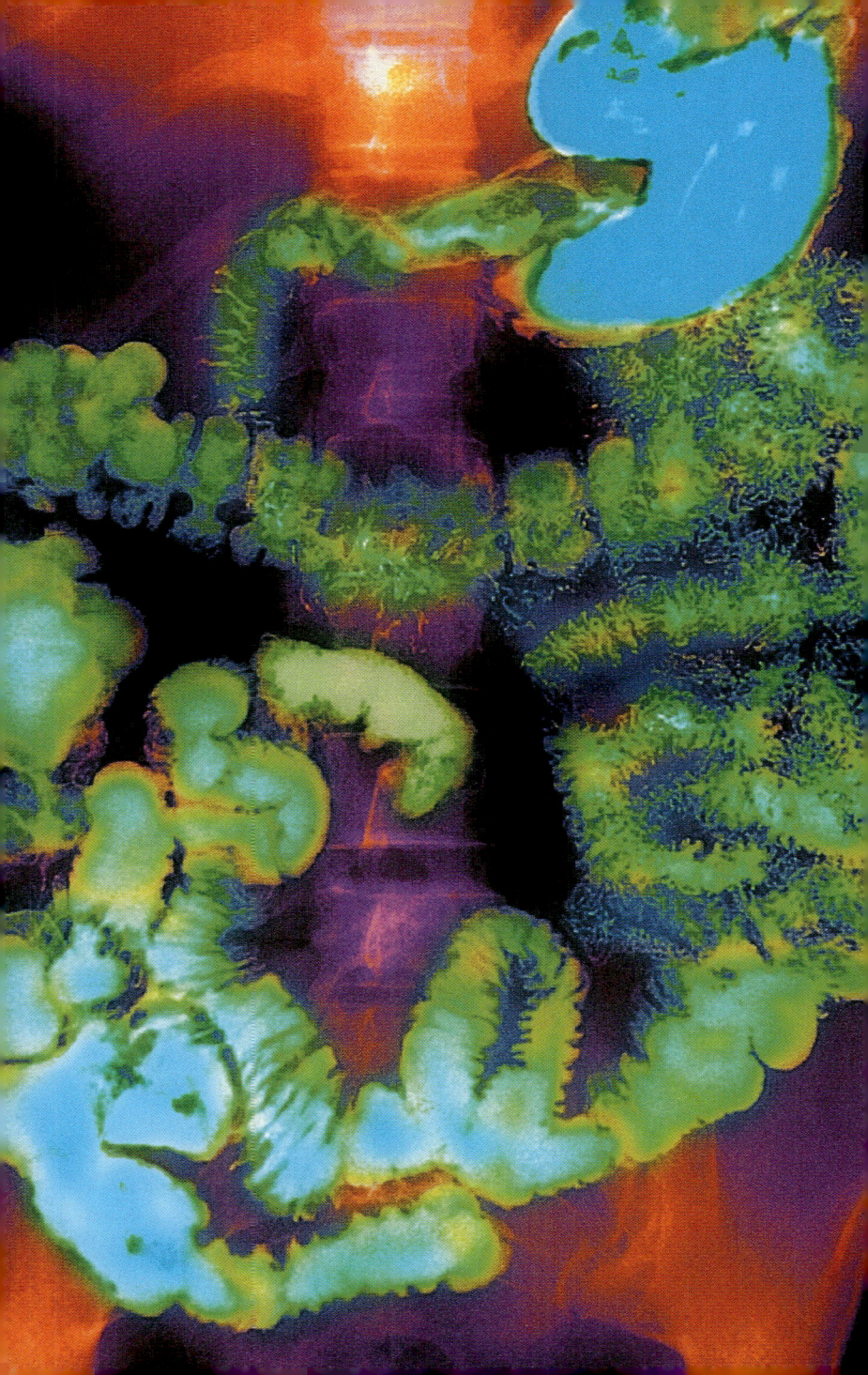

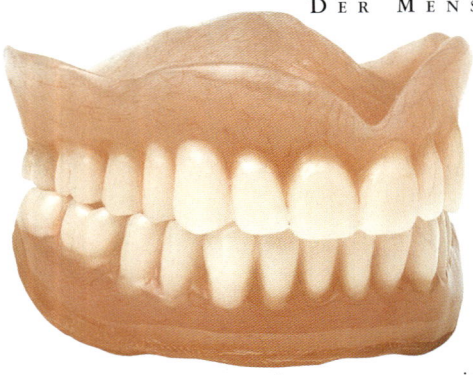

DIESES FALSCHE GEBISS ENTHÄLT
SCHNEIDE-, ECK- UND BACKENZÄHNE.

Viele Zähne

Zunächst muss die Nahrung in deinen Körper gelangen. Wir Menschen können unser Essen nicht wie Pythons in einem Satz verschlingen. Vielmehr zerkleinern wir es mit unseren Zahnwerkzeugen in kleine Stücke, die wir schlucken. Die Schneide- und Eckzähne vorn im Mund fassen und zerlegen die Nahrung. Die großen, flachen Backenzähne dahinter zerdrücken und zermahlen sie. Während die Kiefer mampfen, spritzen die Speicheldrüsen saftige Spucke in die Mischung, und die Zunge vermengt alles. Normalerweise schließen sich die Lippen, damit das Essen nicht herausfällt, aber wenn ein Freund von dir mit offenem Mund isst, erlebst du den ganzen Kauprozess live.

Schlüpfriges Schlucken

Im ganzen Verdauungssystem lässt dicker Schleim die Nahrung durch die Röhren gleiten. Schleim ist besonders beim Schlucken wichtig. Die Zunge schiebt das zu einer Kugel gekaute Essen nach hinten. Sobald es auf die Kehle trifft, wird es automatisch in die Speiseröhre befördert. Eine Welle von Muskelkontraktionen drückt es zum Magen hinunter. Das Ganze dauert nur 10 Sekunden.

DARMKOLLERN IST DER BILDHAFTE AUSDRUCK FÜR VERDAUUNGSGERÄUSCHE.

Zu Brei zermanscht

Stell dir vor, du würdest dein Leibgericht im Mixer zu einem Brei verarbeiten. Genauso sieht dein Essen aus, nachdem dein Magen es zermanscht hat.

Das zerkaute Essen kommt aus der Speiseröhre und wird mit Magensäure besprüht, die es zum Teil verdaut und die meisten gefährlichen Bakterien abtötet. Durch die Kontraktionen der Muskelwände des

Magens wird es auch pulverisiert.

Nach etwa drei Stunden im
Speichersack des Magens –
später, wenn du fette Doppel-
cheeseburger gegessen hast –
ist die Nahrung glitschig
genug, um zur nächsten Ver-
dauungsstufe zu gelangen.
Hin und wieder entspannt
sich der Muskelring, der den
Ausgang verschließt, damit
die Suppe in den nächsten
Abschnitt des Verdauungs-
systems fließt, in den
Dünndarm. Aber
wenn dein Magen
ablehnt, was du
gegessen hast,
übergibst du
dich, indem
der Magen die
flüssige Nahrung

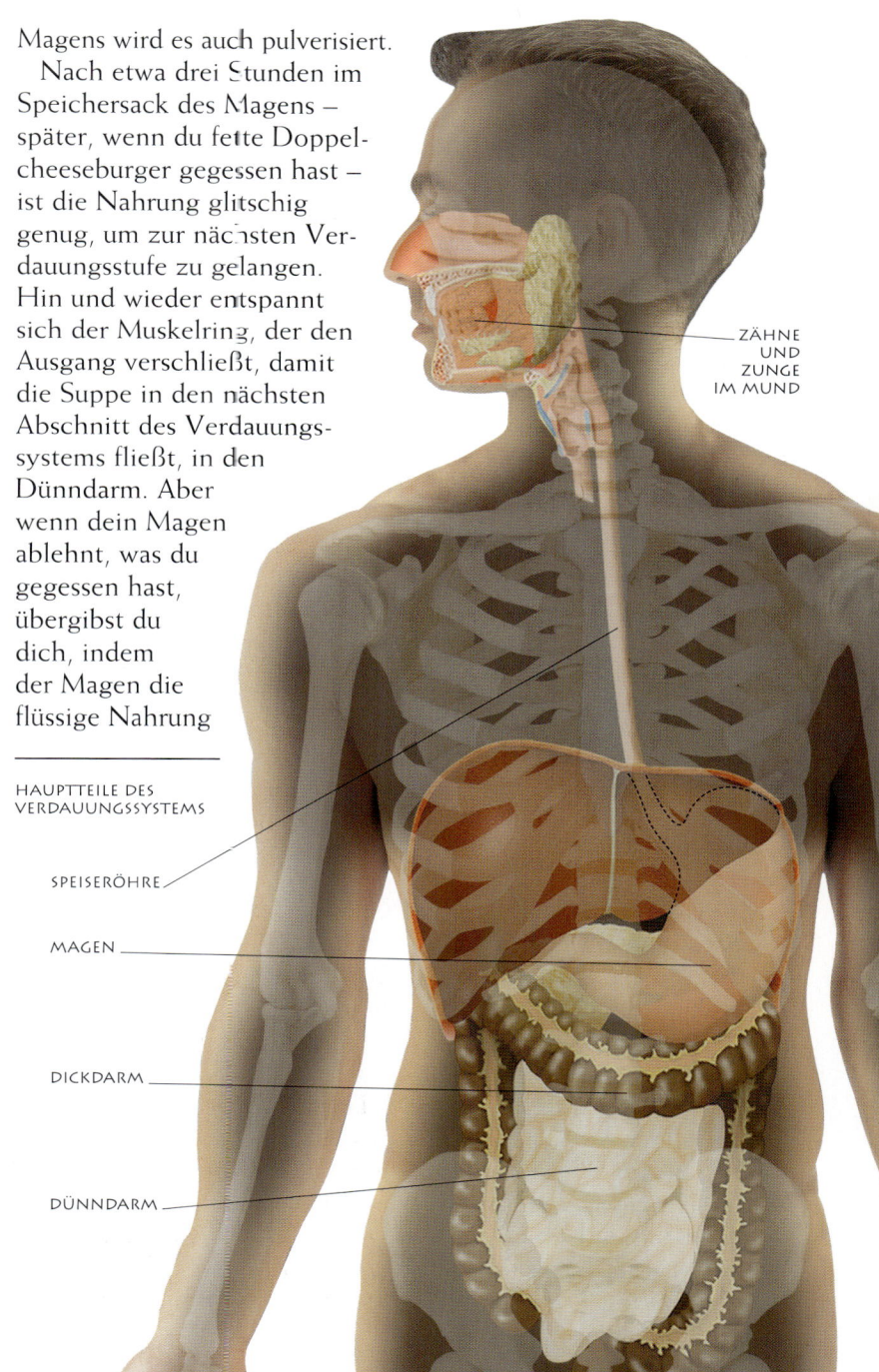

ZÄHNE
UND
ZUNGE
IM MUND

HAUPTTEILE DES
VERDAUUNGSSYSTEMS

SPEISERÖHRE

MAGEN

DICKDARM

DÜNNDARM

zurück in die Speiseröhre und
aus dem Mund hinaustreibt.

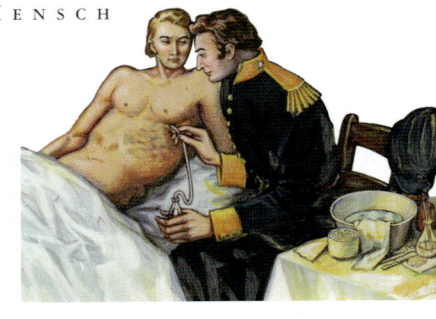

WILLIAM BEAUMONT EXPERIMENTIERT
MIT ALEXIS ST. MARTINS MAGEN.

I m Mageninnern

Dank einem schrecklichen
Unfall begriff der US-Chirurg
William Beaumont als Erster,
wie Mägen arbeiten. 1822
behandelte er den schwer ver-
letzten Alexis St. Martin, der
sich versehentlich in die Seite
geschossen hatte. Er überlebte
– mit einem Schussloch im
Magen. Jahrelang experimen-
tierte Beaumont mit St. Martins
Magen, indem er etwa ver-
schiedene Arten von Nahrung
durch das Loch hinein baumeln

ließ, um zu sehen, ob sie verdaut wurden. Diese Experimente machten Beaumont berühmt.

D ünndarm

Der Dünndarm ist der längste
Abschnitt des Verdauungssystems – zum Glück ist er im
Unterleib ganz aufgerollt, sonst
müsstest du 6,5 m groß sein,
damit er in dich hineinpasst.
   Wenn die Nahrungssuppe aus

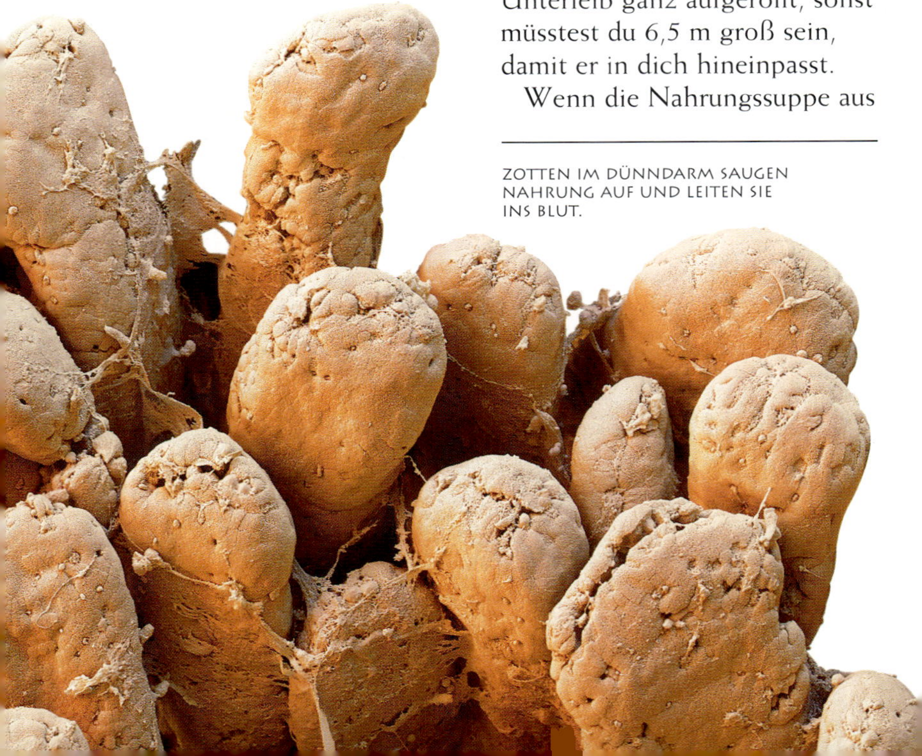

ZOTTEN IM DÜNNDARM SAUGEN
NAHRUNG AUF UND LEITEN SIE
INS BLUT.

dem Magen eintrifft, wird sie wieder mit Verdauungssäften bombardiert. Sie enthalten jede Menge chemischer Verdauungsstoffe, Enzyme genannt, die die Nahrung in kleine nützliche Teile wie Glukose und Aminosäuren zerlegen.

Verdaute Nährstoffe wirbeln um winzige Zotten herum, die Minifinger, die die Innenseite des Dünndarms bedecken. Sie saugen die ganze verdaute Nahrung auf und übertragen sie ins Blut, das sie geschwind an die Körperzellen verteilt.

Parasiten

Früher geschah es wegen schlechter Hygiene häufig, dass Parasiten wie riesige Bandwürmer in den Eingeweiden der Menschen lebten. Diese ungebetenen Gäste suhlen sich in der Nahrungssuppe im Dünndarm und saugen sie einfach auf. Mit Haken und Saugnäpfen verankern sich Bandwürmer an der Dünndarmwand, damit sie nicht weggespült werden. Dank besserer Gesundheitsvorsorge und Hygiene bekommen heutzutage nur wenige Menschen Würmer durch die Nahrung.

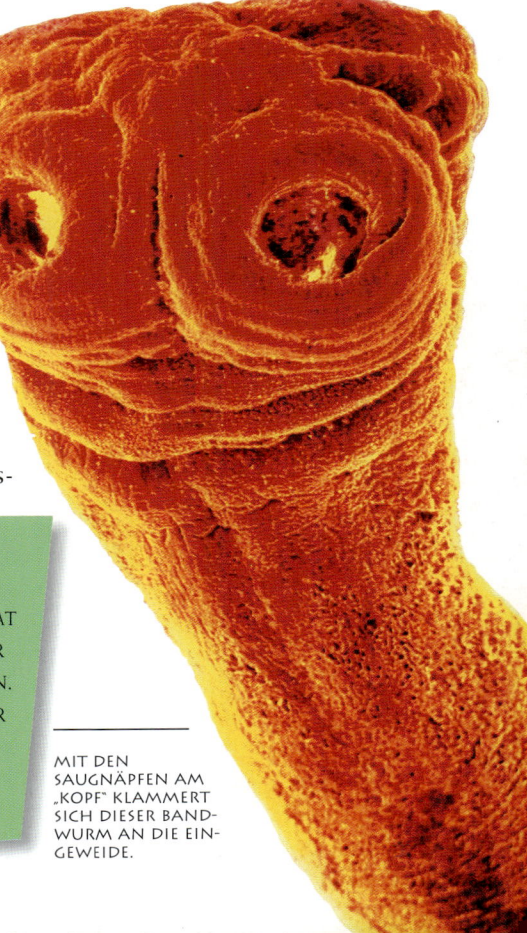

MIT DEN SAUGNÄPFEN AM „KOPF" KLAMMERT SICH DIESER BANDWURM AN DIE EINGEWEIDE.

MEGAINTERESSANT

MONSIEUR MANGETOUT, EIN METALL ESSENDER FRANZOSE, HAT SCHON BIERDOSEN, FAHRRÄDER UND EINKAUFSWAGEN GEGESSEN. SEINE GRÖSSTE MAHLZEIT ABER WAR EINE CESSNA 150, EIN LEICHTFLUGZEUG.

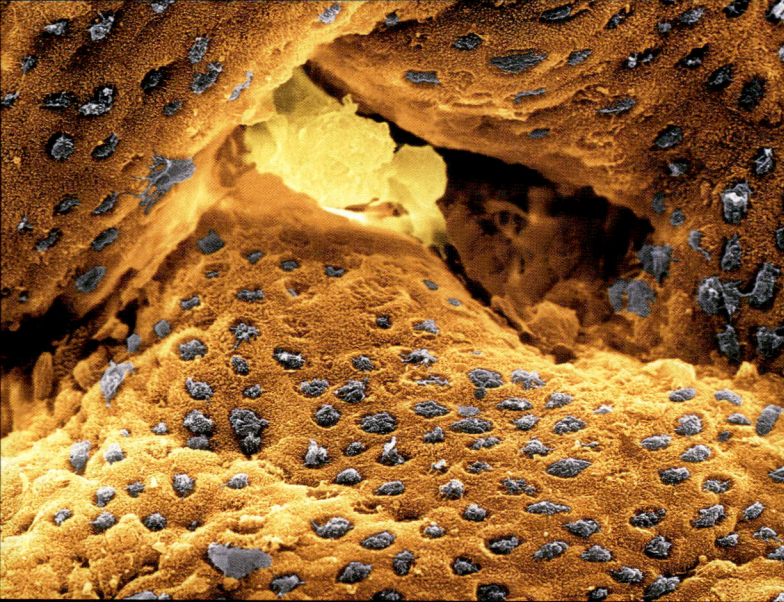

Kotfabrik

Kot – die braunen Würste, die herauskommen, wenn man aufs Klo geht – wird im Dickdarm erzeugt. Trifft eine flüssige Ladung von unverdauter Nahrung im Dickdarm ein, verändert sie sich. Sie trocknet aus, da das vielbegehrte Wasser in den Blutstrom zurückgeführt wird. Die dicke Schicht nützlicher Bakterien, die den Dickdarm auskleidet, zerlegt alle Nahrungsreste, um die Gase, die Winde erzeugen, ebenso wie Substanzen wie Skatol und Indol, die dem Kot den Gestank verleihen, und den braunen Stoff freizusetzen, der ihm die Farbe gibt. 24 bis 48 Stunden, nachdem man die Mahlzeit geschluckt hat, trifft der Kot im Rektum am Ende des Dickdarms ein. Eine Botschaft von hier ans Gehirn sagt dir dann, dass es Zeit ist, die Toilette aufzusuchen.

Durchfall

Kot soll zwar fest sein, ist aber manchmal wässrig und dünnflüssig. Durchfall zu haben kann lästig sein, da man oft sofort auf die Toilette gehen muss. Diarrhö tritt gewöhnlich auf, wenn man etwas gegessen oder getrunken hat, das mit üblen Bakterien verunreinigt war. Der Körper möchte das so rasch wie möglich loswerden.

Typhus-Mary

Diarrhö bekam man höchst-
wahrscheinlich, wenn man von
Mary Mallon gekochtes Essen
aß, eine New Yorker Köchin
zu Beginn des 20. Jahrhunderts.
Jeder liebte ihre Küche. Doch
niemand ahnte, dass sie eine
schlimme Krankheit namens
Typhus hatte und weitergab.
Sie verursacht nicht nur
schlimmen Durchfall, sondern
kann töclich sein.

Bakterien wie Salmonellen enthalten sind. Sie gelangen über
das Verdauungssystem in
den Körper. Trotz dieses
Risikos müssen wir
essen, trinken und
verdauen, um
weiterzu-
leben.

DAS DIARRHÖ
VERURSACHEN-
DE BAKTERIUM
SALMONELLA
TYPHIMURIUM

Da ihre
Arbeitgeber und
ihre Familien krank
wurden oder starben,
wechselte Mary ständig
ihren Job. Schließlich
wurde sie 1915 verhaftet
und lebenslänglich einge-
sperrt. Die Schreckensherr-
schaft von Typhus-Mary
war vorbei.

Immer besteht das Risiko,
dass in Essen oder Getränken
krankmachende

ATEM HOLEN

H ole einmal tief Luft. Einfach, nicht wahr? Die meisten Menschen atmen unbewusst ein und aus. Wenn du atmest, saust Sauerstoff in deinen Körper und entzieht der Nahrung Energie, die deinen Zellen Kraft gibt. Sauerstoff aufzunehmen ist die Hauptrolle des Atemsystems, ohne Atmung würden wir sterben.

Sauerstoffversorgung

Die Erdatmosphäre enthält das Gas Sauerstoff, das wir zum Leben brauchen. Automatisch atmen wir Luft, die Sauerstoff enthält, durch Mund und Nase ein – sogar im Schlaf.

Das ist alles schön und gut am Erdboden, aber an manchen Orten gibt es nicht genügend Sauerstoff. In großen Höhen etwa nimmt der Sauerstoffgehalt dramatisch ab, und Bergsteiger müssen durch Masken Sauerstoff aus Kanistern einatmen. Ähnliches gilt für Taucher.

Sauerstoff für Energie

Genau in diesem Augenblick verbrauchen winzige würstchenförmige Mitochondrien in deinen Zellen Sauerstoff – um Energie freizusetzen, die in der Glukose gespeichert ist, die du bei der letzten Mahlzeit gegessen hast. Diese Energie dient den Aktivitäten, die deine Zellen am Leben erhalten, und hält dich auch innerlich warm. Als Abfallprodukt entsteht Kohlendioxid.

Ein- und ausatmen

Damit dieser wichtige Prozess abläuft, muss dein Körper Luft

MITOCHONDRIEN (GRÜN) SETZEN MITTELS SAUERSTOFF ENERGIE AUS NAHRUNG FREI.

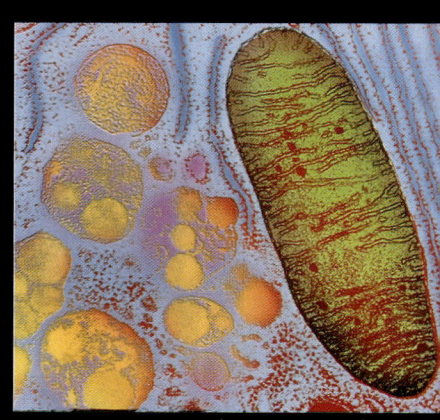

in deine Lunge einatmen. Sie füllt den meisten Raum in deiner Brust aus. Das Atmen bringt frischen Sauerstoff in die Lunge und schwemmt unerwünschten Kohlenstoff hinaus. Dafür sind zwei Muskelpartien zuständig: das Zwerchfell gleich unterhalb der Lunge und die Rippenmuskeln. Ziehen sich beide zusammen, bewegen sich die Rippen nach oben,

das Zwerchfell geht nach unten, und der Raum in der Brust wird größer – damit wird Luft in die Lunge gesaugt. Entspannen sich die Muskeln, wird der Raum kleiner und Luft aus der Lunge hinausgepresst – du atmest aus.

Weiche Lunge

Die Lunge ist nicht hart und fest, sondern weich und schwammig.

HAUPTTEILE DES ATEMSYSTEMS

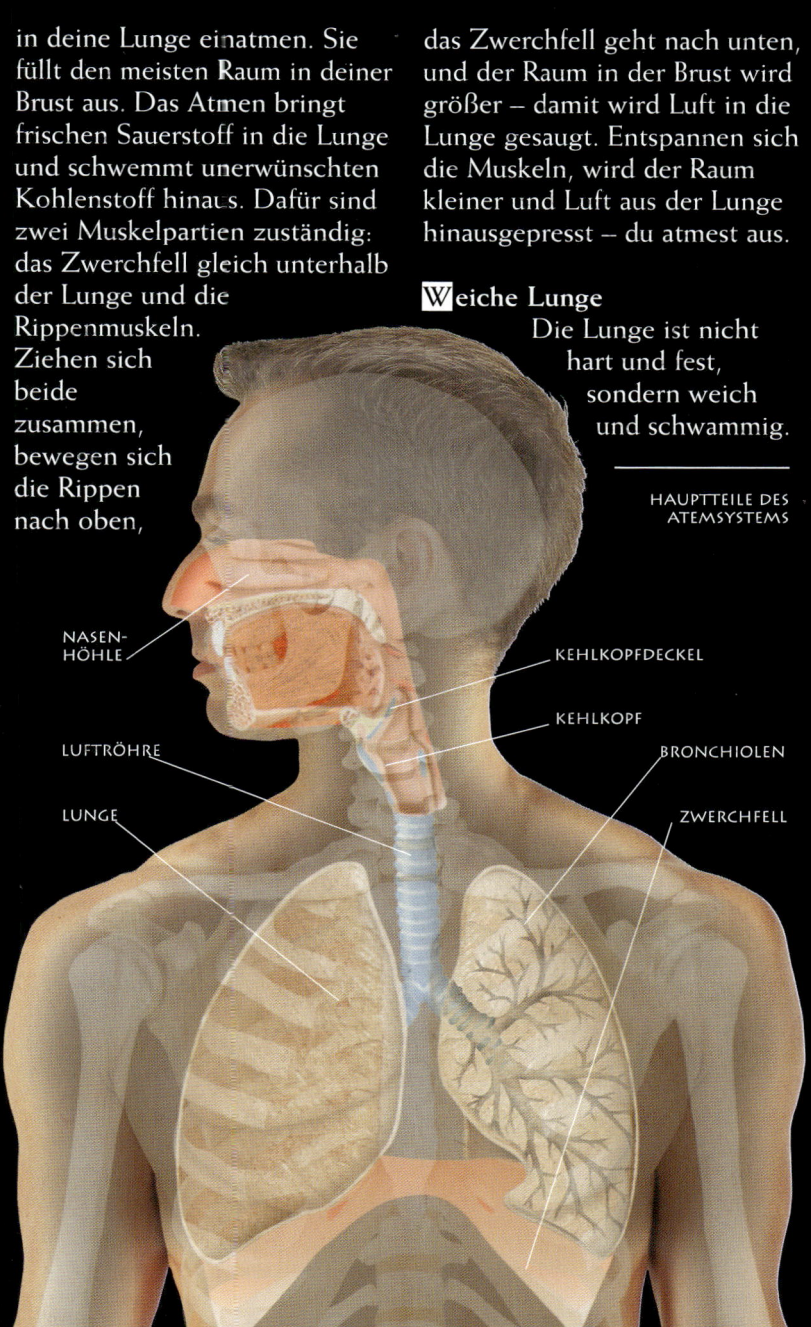

NASEN-HÖHLE

LUFTRÖHRE

LUNGE

KEHLKOPFDECKEL

KEHLKOPF

BRONCHIOLEN

ZWERCHFELL

53

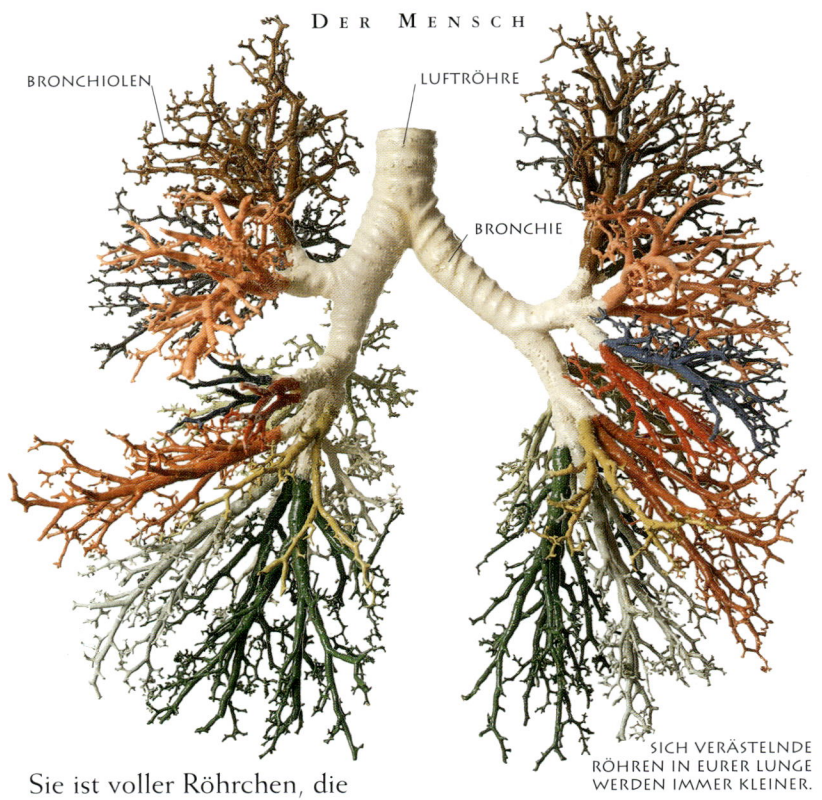

BRONCHIOLEN

LUFTRÖHRE

BRONCHIE

SICH VERÄSTELNDE
RÖHREN IN EURER LUNGE
WERDEN IMMER KLEINER.

Sie ist voller Röhrchen, die sich von den Bronchien aus verzweigen und Luft in die Lungenflügel befördern. Die winzigsten Röhrchen in der Lunge – Bronchiolen genannt – enden in mikroskopisch kleinen Luftsäcken.

Diese Luftsäckchen heißen Alveolen. Sauerstoff dringt durch ihre hauchdünnen Wände, bevor er vom Blut zu den Körperzellen gespült wird. Im Austausch gelangt Kohlendioxid in entgegengesetzter Richtung aus dem Blut in die Luft innerhalb der Alveolen. Dann wird es ausgeatmet.

Dieser Gasausstausch vollzieht sich gerade in den 300 Millionen Alveolen deiner Lunge.

A temkontrolle

Gesteuert wird dieser Vorgang durch das Gehirn. Der Hirnstamm – dort, wo sich das Rückenmark mit dem Gehirn verbindet – lässt uns ständig zwischen 12 und 18 Mal pro Minute ein- und ausatmen, wenn wir nicht viel tun. Beim Laufen atmet man schneller und tiefer, um mehr Sauerstoff in den Körper zu bekommen und zusätzliche Energie freisetzen zu können.

Gähn, gähn!

Manchmal ist man müde und gähnt. Niemand weiß so recht, warum ein gähnender Mensch tem. Die klebrige Schleimschicht fängt Partikel ein. Wenn du dich länger in einem staubigen Zimmer aufgehalten hast und dich dann schnäuzt, siehst du den Schmutz.

AUFGEFALTET NEHMEN DIE ALVEOLEN EIN DRITTEL EINES TENNISPLATZES EIN.

in einem Raum alle anderen ansteckt. Aber wir glauben zu wissen, warum man gähnt. Wenn du dich langweilst oder müde bist, verlangsamt sich deine Atmung, und der Anteil an Kohlendioxid in dir nimmt zu. Das löst einen wirklich tiefen Atemzug bei offenem Mund aus – Hand vorhalten, bitte! –, der Kohlendioxid aus der Lunge schwemmt und jede Menge frischen Sauerstoff hineinbringt.

Schmutzfilter

Eingeatmete Luft enthält Staub, Schmutz und Keime wie Bakterien und Viren. All das könnte empfindliche Bronchiolen oder Alveolen beschädigen. Daher enthält die Nase ein Filtersys-

Lieber nicht rauchen!

Der Nasenfilter ist bei Zigaretten nicht sehr hilfreich, weil man ja mit dem Mund raucht. Rauchpartikel gelangen direkt in die Lunge, wo sie Röhrchen und Luftsäcke reizen und Lungenkrebs hervorrufen können. Gase im Zigarettenrauch

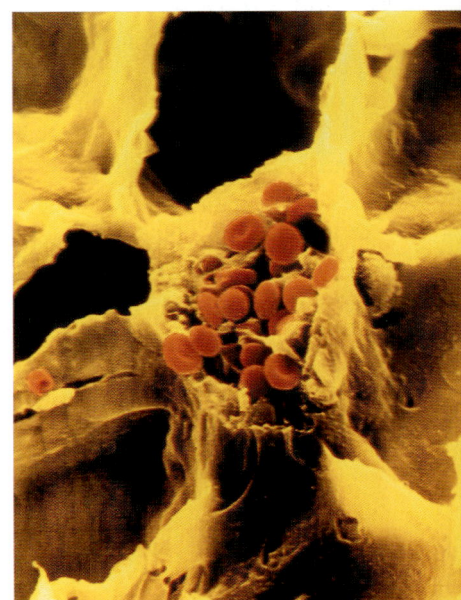

QUERSCHNITT VON ALVEOLEN UM EIN BLUTGEFÄSS. ROTE BLUTZELLEN IM GEFÄSS SAMMELN UND VERTEILEN SAUERSTOFF.

senken den Sauerstoffgehalt der roten Blutzellen, daher werden Raucher leicht atemlos. Und das Nikotin verengt die Bronchiolen, sodass weniger Luft in die Lunge und aus ihr hinaus gelangt. Einige sehr gute Gründe, nicht zu rauchen!

S tethoskop

Wenn etwas mit deiner Atmung nicht stimmt, horcht dich der Arzt mit einem Stethoskop ab. Erfunden wurde es von dem Franzosen René Laënnec (1781–1826). Zu seiner Zeit mussten Ärzte ihre Patienten mit dem Ohr an der Brust abhorchen. Das konnte unangenehm sein, besonders wenn sich der Patient nicht gewaschen hatte. Laënnec fand heraus, dass das Abhorchen der Brust mit

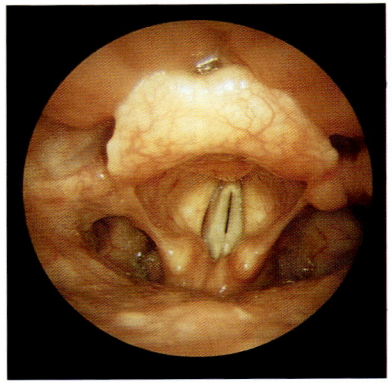

DURCH GESCHLOSSENE STIMMBÄNDER SAUSENDE LUFT ERZEUGT DIE SPRECHLAUTE.

einem Holzrohr nicht nur diese Probleme vermied, sondern die Geräusche auch deutlicher machte. Laënnecs beliebtes Höhrrohr wurde 1852 von den modernen Stethoskopen abgelöst.

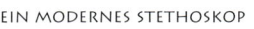

EIN MODERNES STETHOSKOP

L aute erzeugen

Ein Teil des Atemsystems ermöglicht es uns, zu sprechen oder zu singen. Du kannst den Kehlkopf vorn an deinem Hals spüren – es ist der kleine Buckel. Wenn du sprichst, spürst du, wie er schwingt. Über ihn sind zwei Stimmbänder gespannt. Sind sie geschlossen, bringt Luft aus der Lunge sie zum Schwingen und erzeugt Laute. Deine Zunge und deine Lippen wandeln Laute in verständliche Worte um.

Halte die Zunge still und versuche zu sprechen – das funktioniert nicht sehr gut, nicht wahr?

Ersticken und Schluckauf

Wenn du gleichzeitig sprichst und isst, kannst du ersticken. Ein Lappen, der Kehldeckel, verschließt normalerweise beim Schlucken den Kehlkopf, damit das Essen nicht die Luftröhre blockiert. Aber manchmal geht das schief, besonders wenn man rasch isst und viel redet. Man kann nicht mehr atmen und beginnt zu ersticken. Wenn dies passiert, hustet man automatisch, und das beseitigt normalerweise die Blockade. Auch ein Klaps auf den Rücken hilft!

Zu rasches Essen kann auch Schluckauf auslösen.

Ein plötzliches Zusammenziehen des Zwerchfells saugt Luft in die Lunge und schließt die Stimmbänder abrupt, so dass ein lautes „Hick" ertönt. Wenn man die Luft anhält, dauert er aber nicht lange.

Explosives Niesen

Hin und wieder wird die Nase gereizt. Staub oder kalte Reizstoffe lösen eine automatische Reflexreaktion aus: das Niesen, das die Nase rasch befreit.

Beim Niesen holt man tiefer als normal Atem, und ein explosiver Luftschwall wird durch die Nase gejagt. Schleimtröpfchen platzen durch die Nasenlöcher nach draußen – bis zu 160 km/h schnell! Pech für den, der vor einem steht... Auch auf diese Weise hält der Körper das Atemsystem gesund.

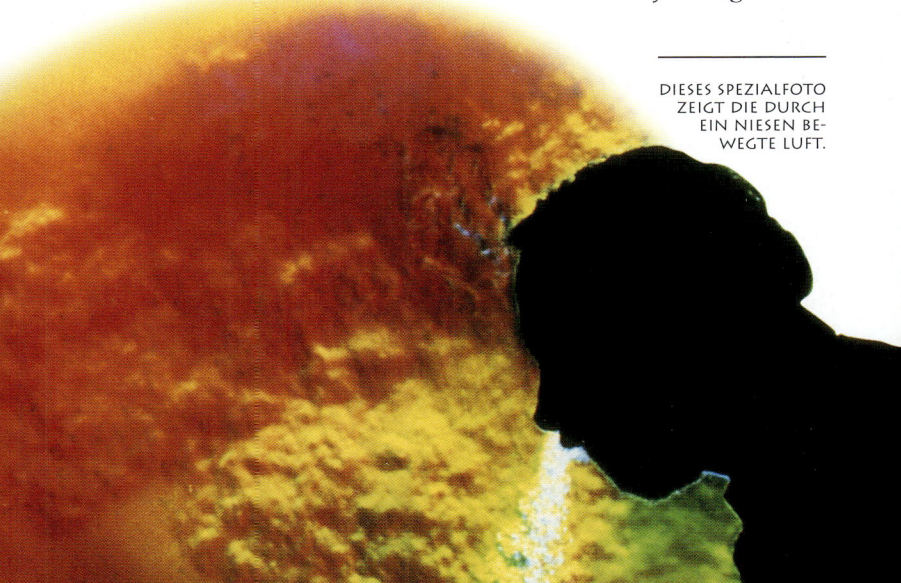

DIESES SPEZIALFOTO ZEIGT DIE DURCH EIN NIESEN BEWEGTE LUFT.

BALANCEAKT

Die Körperzellen arbeiten am besten, wenn die Bedingungen um sie herum perfekt ausgewogen sind: nicht zu heiß oder zu kalt, ausreichend Wasser und die richtige Menge Nahrung und Sauerstoff. Dieses Gleichgewicht wird durch den Harnapparat, den Temperaturregler des Körpers und die Hormone aufrecht erhalten.

Urinerzeuger

Urin herzustellen ist die Aufgabe deiner beiden Nieren. Tag und Nacht filtern sie das Blut, um überschüssiges Wasser zu entsorgen, damit dein Blut nicht zu stark verdünnt wird. Sie beseitigen auch unerwünschte Abfallstoffe, besonders den Harnstoff, der in der Leber erzeugt wird – einem großen Organ, das neben dem Magen sitzt. Sie hat etwa 500 verschiedene Funktionen und sorgt vor allem mit der Verarbeitung von Blut dafür, dass es die richtigen Stoffe enthält.

Der Urin, den du mehrmals am Tag ausscheidest, besteht aus Wasser und Abfallstoffen. Die Menge schwankt. Ist es sehr heiß und schwitzt du stark, erzeugst du weniger Urin. Ist es kalt und musst du viel trinken, erzeugst du mehr.

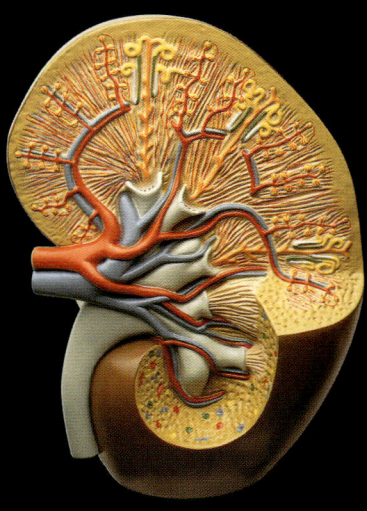

QUERSCHNITT DURCH EINE NIERE

Zum Platzen voll

Was wärst du ohne deine Blase – du würdest den ganzen Tag auf der Toilette sitzen! Warum? Weil die Nieren ständig Urin produzieren, der in Harnleiter genannte Röhren läuft. Zum Glück entleeren sich die Harn-

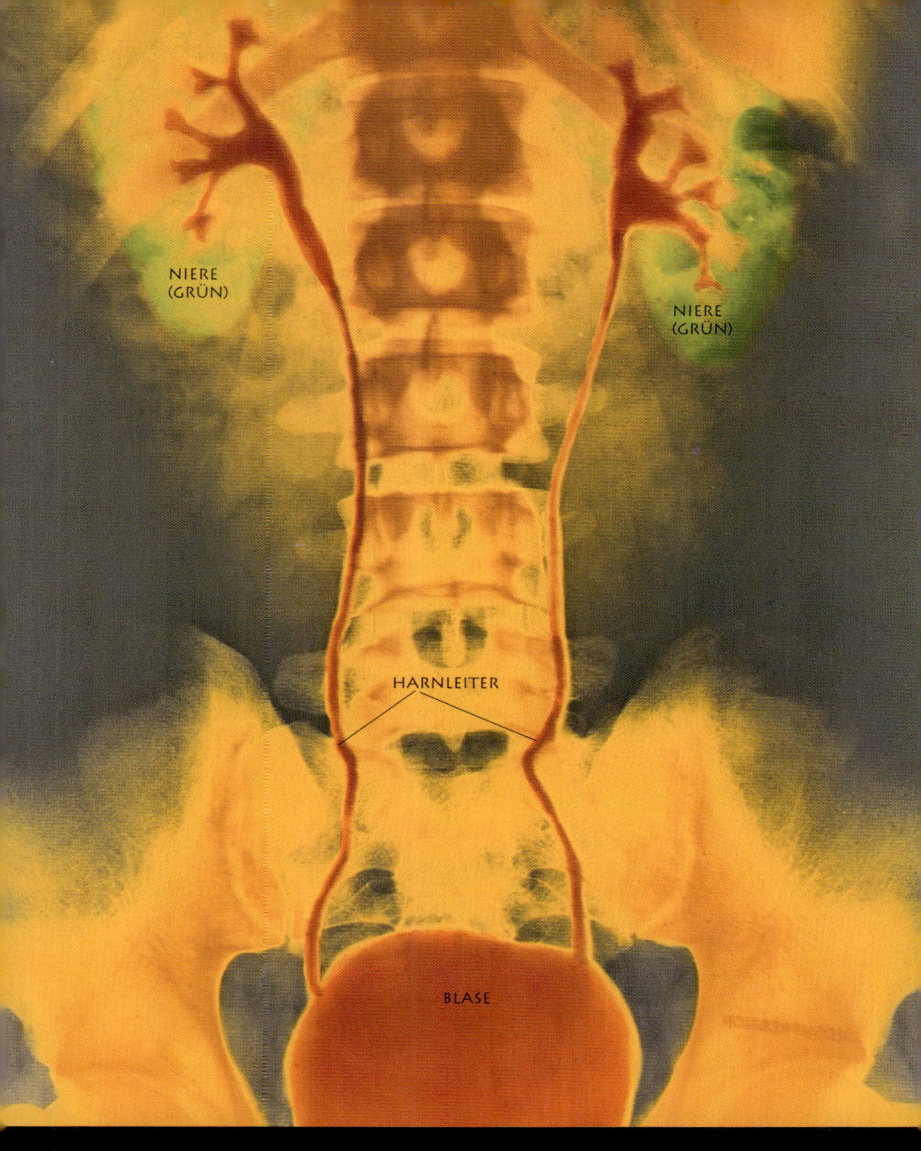

NIERE
(GRÜN)

NIERE
(GRÜN)

HARNLEITER

BLASE

leiter in die Blase. An der Basis
dieses Speicherbeutels ist eine
Öffnung, die normalerweise
durch einen Muskelring, den
Sphinkter, geschlossen ist. Füllt
sich die Blase mit Urin, dehnen
sich ihre Muskelwände und

DIE NIEREN (GRÜN) ERZEUGEN URIN, DER ÜBER
DIE HARNLEITER IN DIE BLASE (ORANGE) TROPFT.

senden Botschaften ans Gehirn.
Allmählich wird dir dann bewusst, dass deine Blase bald
geleert werden muss. Wenn du

es hinauszögerst, wird das Gefühl immer stärker, bis ... du es nicht mehr aushältst, aufs Klo gehst und diesen Schließmuskel entspannst.

Urintest

Sei froh, dass du kein Arzt im Mittelalter bist. Die Urinuntersuchung war für sie eine der wichtigsten Möglichkeiten, um herauszufinden, was ihren Patienten fehlte. Dabei mussten sie sich nicht nur die Farbe der Urinprobe ansehen, daran riechen und feststellen, ob sie trübe war, sondern sie auch – iih! – probieren. Heutige Ärzte machen noch immer Urintests, müssen aber zum Glück nicht mehr probieren.

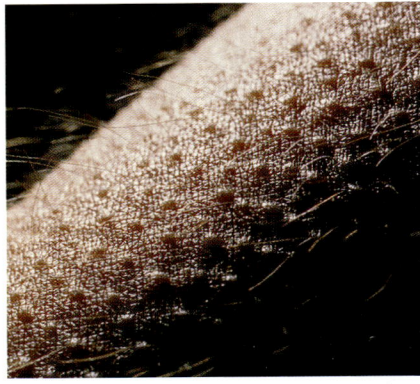

EINE GÄNSEHAUT BEKOMMT MAN, WENN MAN FRIERT. DIE HÄRCHEN RICHTEN SICH AUF.

und Urin (Output) und sich selbst. Er stellte fest, dass der Input stets größer als der Output war, und erklärte, dies sei auf „unmerkliche Dämpfe" zurückzuführen. Heute wissen wir, dass die Ursache vor allem

DEIN KÖRPER BESTEHT ZU ETWA 60 PROZENT AUS WASSER.

Sanctorios Input und Output

Ein Mann, der viel über den menschlichen Körper nachdachte, war der italienische Medizinprofessor Sanctorius Sanctorio (1561-1636). Erstaunliche 30 Jahre lang verbrachte Sanctorio seine Zeit so oft wie möglich auf einer speziellen Wiegemaschine, „Ballance" genannt. Täglich wog er alles, was er aß und trank (Input), seinen Kot

der Wasserverlust beim Schwitzen war.

Temperaturregelung

Schwitzen gehört zum Temperaturregelungssystem des Körpers. Chemische Reaktionen in den Körperzellen produzieren ständig Wärme. Auch die Fettschicht unter der Haut hält uns warm – und natürlich die Kleidung.

Wenn es richtig kalt ist, bekommst du wahrscheinlich kleine Hubbel auf deiner Haut – eine Gänsehaut. Vielleicht zitterst du auch. Indem sich deine Muskeln beim Zittern plötzlich zusammenziehen, setzen sie zusätzliche Wärme in deinem Körper frei und wärmen dich auf.

Wenn es dagegen sehr heiß ist, weiten sich Blutgefäße in deiner Haut, damit sie rascher Wärme abgeben. Schweißdrüsen schütten eine Menge wässrigen, salzigen Schweiß auf deine Hautoberfläche aus. Er verdunstet – wird zu Wasserdampf –, indem er Wärme aus der Haut saugt, sodass sich der Körper abkühlt. All dies sorgt für eine konstante Körpertemperatur von etwa 37°.

Wasserverlust

Nicht nur durch Schwitzen verliert dein Körper Wasser. Wenn du auf die Toilette gehst, lässt du Wasser in Urin und/oder Kot ab. Atmest du aus, entweichen winzige Tröpfchen Wasserdampf aus Mund und Nase.

Aber dein Körper besteht zu rund

60 Prozent aus Wasser, und dieses Verhältnis muss konstant bleiben. Jeder Wasserverlust muss ausgeglichen werden. Zum Glück merkt ein Teil deines Gehirns, das Durstzentrum, wann dein Blut zu konzentriert ist, und sagt dir, dass du trinken musst. Das Trinken von Flüssigkeiten ersetzt großenteils die 1–2 Liter Wasser, die du jeden Tag verlierst. Aber du beziehst Wasser auch aus Essen.

Hormone

Eine weitere Rolle im Balanceakt des Körpers spielen die Hormone. Das sind Chemika-

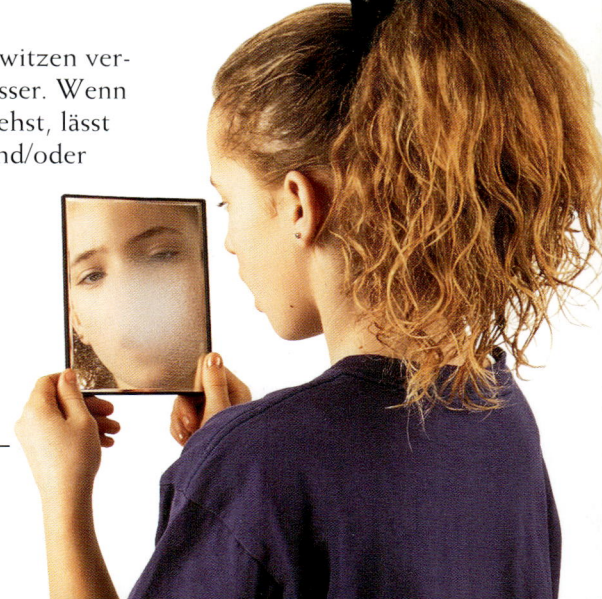

BEIM BEHAUCHEN EINES SPIEGELS WIRD DER WASSER-DAMPF SICHTBAR.

lien, die aus dir einen Jungen oder ein Mädchen machen, dich wachsen, Gefahren vermeiden und gebären lassen (nur Frauen) und viele andere Lebensfunktionen im Gleichgewicht halten. Die meisten Hormone, oft chemische Botenstoffe genannt, werden durchs Blut zu bestimmten Zielgebieten des Körpers transportiert, wo sie ihre Wirkung tun.

Sie werden meist von Drüsen erzeugt – so heißen Körperteile, die Chemikalien herstellen –, den so genannten endokrinen Drüsen. Hormonzentralen befinden sich in der erbsengroßen Hirnanhangdrüse. Sie setzt viele Hormone frei, die entweder eine unmittelbare Wirkung haben oder anderen Hormone erzeugenden Drüsen sagen, was sie tun sollen.

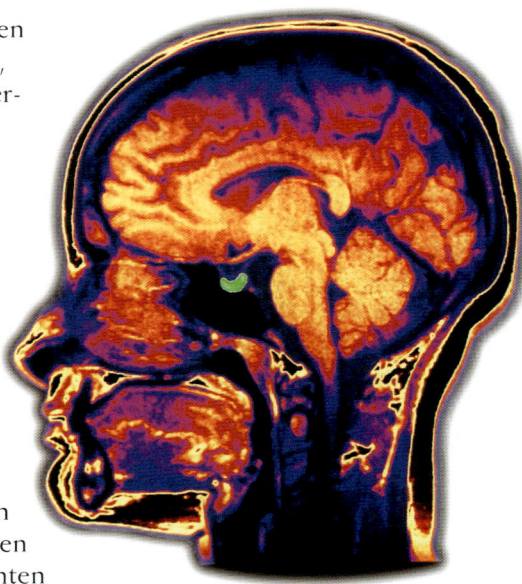

DIE HIRNANHANGDRÜSE (GRÜN) IST DIE HORMONZENTRALE DES KÖRPERS.

Zuckerspiegel

Hormone haben sehr wichtige Aufgaben. Eine davon ist mit der Glukose verbunden, ohne die wir nicht auskommen. Dies ist der Brennstoff aus dem Blut, der uns unsere Lebensenergie gibt. Daher muss der Glukosespiegel im Blutkreislauf konstant bleiben. Ganz gleich, ob du am Verhungern bist oder gerade gegessen hast, muss jede Zelle nonstop versorgt werden.

Die Glukose ständig verfügbar zu halten, ist die Aufgabe von Insulin und Glukagon, zwei von der Bauchspeicheldrüse (gleich unterm Magen) ausgeschütteten Hormonen. Glukagon hebt den Blutglukosespiegel, während das Insulin ihn senkt, sodass er

> ### MEGAINTERESSANT
> MENSCHEN TRAGEN ALS EINZIGE SÄUGETIERE KLEIDUNG. DA SIE DIE KÖRPERTEMPERATUR KONSTANT HÄLT, KÖNNEN WIR ÜBERALL AUF DER ERDE LEBEN, SOGAR IN DER EISIGEN ARKTIS.

immer den richtigen Wert hat.

Kampf oder Flucht

Herzklopfen, tief durchatmen, Schmetterlinge im Bauch, feuchte Hände und zittrige Knie – kennt ihr das Gefühl? Wir erleben es, wenn uns etwas beunruhigt oder erschreckt. Es wird durch das Hormon Adrenalin ausgelöst, das den Körper auf Stress oder Gefahr einstellt.

DIE GEFAHREN VON EXTREMSPORTARTEN WIE FELSKLETTERN KÖNNEN EINEN ADRENALINSTOSS AUSLÖSEN.

Wenn das Gehirn glaubt, dass der Körper bedroht ist – durch den Anblick eines angreifenden Bullen oder beim Besteigen einer steilen, nackten Felswand –, sendet es eine Expressbotschaft an die Adrenalindrüsen. Sie sitzen oben auf den Nieren und schütten Adrenalin in die Blutbahn aus, wenn sie dazu vom Gehirn aufgefordert werden. Anders als die meisten anderen Hormone wirkt es rasch und kurzfristig. Durch Beschleunigen von Herzschlag und Atmung werden die Muskeln mit mehr Nahrung und Sauerstoff versorgt. So ist man bereit, zu kämpfen oder zu fliehen.

UNTER DIE HAUT

Ohne Haut würden wir ganz rot und blutig aussehen. Zum Glück können wir diesen lebendigen Überzug nicht ausziehen. Zusammen mit Haaren und Nägeln markiert die Haut die Grenze zwischen deinem Innern und der Außenwelt. Sie lässt keine Keime und Wasser eindringen, filtert die Sonnenstrahlen und lässt dich Strukturen und Oberflächen spüren.

Das Leben auf der Oberfläche
Ein Blick durchs Mikroskop auf die Hautoberfläche zeigt sofort, dass sie hubbelig und nicht flach ist und viele Ritzen und Winkel hat. Sie sind voller Bakterien. Die meisten sind unschädlich und verhindern, dass

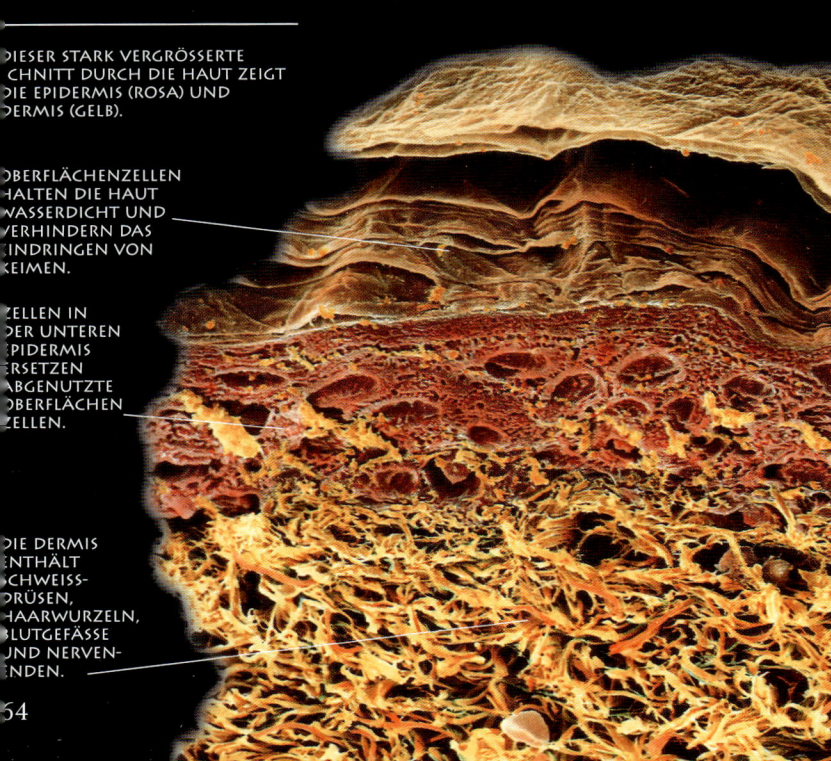

DIESER STARK VERGRÖSSERTE SCHNITT DURCH DIE HAUT ZEIGT DIE EPIDERMIS (ROSA) UND DERMIS (GELB).

OBERFLÄCHENZELLEN HALTEN DIE HAUT WASSERDICHT UND VERHINDERN DAS EINDRINGEN VON KEIMEN.

ZELLEN IN DER UNTEREN EPIDERMIS ERSETZEN ABGENUTZTE OBERFLÄCHENZELLEN.

DIE DERMIS ENTHÄLT SCHWEISSDRÜSEN, HAARWURZELN, BLUTGEFÄSSE UND NERVENENDEN.

schädliche Bakterien und Pilze auf der Haut wachsen. Aber gelangen sie durch Schnitte oder Kratzer in den Körper, sind sie nicht mehr harmlos. Daher reibt der Arzt die Haut mit einem keimtötenden Antiseptikum ein, bevor er eine Spritze gibt oder operiert.

Zwei Schichten

Die Haut ist nur rund 2 mm dick – etwa so viel wie 12 Seiten dieses Buches. An Stellen mit größerer Abnutzung, wie an den Fußsohlen, ist sie meist doppelt so dick. Die Haut besteht aus zwei Schichten. Oben ist die Epidermis, die die Haut wasserdicht macht und das Eindringen von Keimen verhindert. Ihre toten, platten Zellen werden ständig von unten ersetzt, während sie als Schuppen abgerubbelt werden.

Die Haut enthält wie Haare und Nägel ein Protein namens Keratin. Die toten Zellen in der Oberflächenschicht der Epidermis sind voller Keratin. Dadurch sind sie zäh, elastisch und wasserabstoßend und können ihre wichtige Rolle spielen, bis sie abfallen. Haare und Nägel wachsen aus der Haut, und wenn man mit einem Nagel schnipst, sich mit den Fingern durchs Haar fährt oder seine

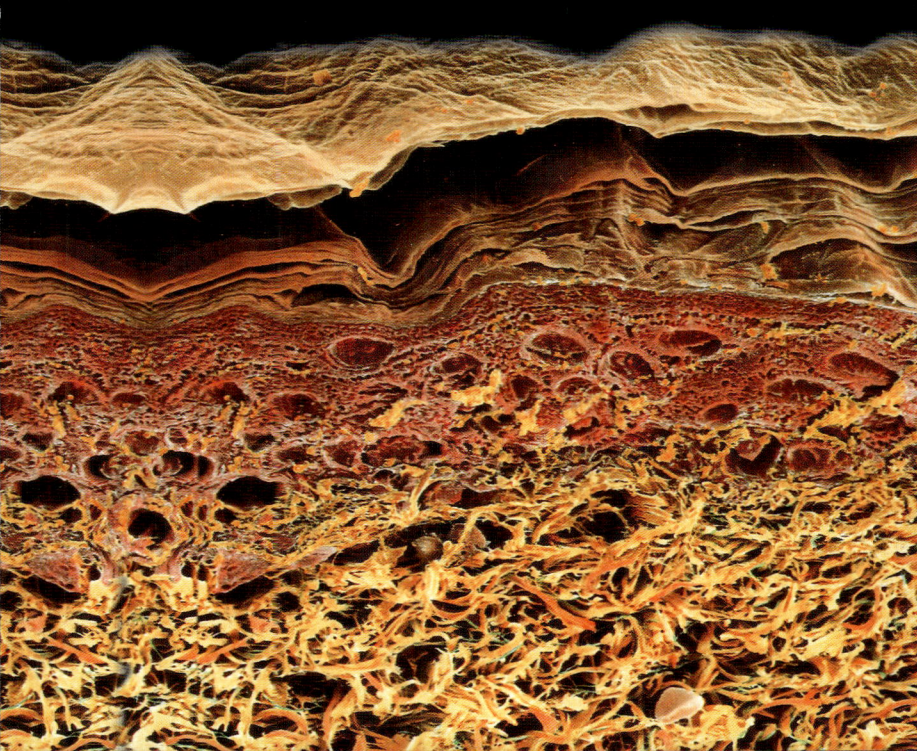

Haut berührt, spürt man das Keratin im Körper.

Unter der Epidermis liegt die dickere Dermis. Sie enthält Blutgefäße, Schweißdrüsen, Haarwurzeln und jede Menge Nervenenden, die uns Schmerz, Berührung, Wärme und Kälte verspüren lassen.

Extrapolster

Gleich unter der Dermis befindet sich eine Schicht Fettgewebe. Sie schützt als zusätzliches Polster dein Inneres vor Schlägen und Stößen und hält dich wie eine Steppdecke warm. Sie stellt auch einen Notenergiespeicher dar für

den Fall, dass dir die Nahrung ausgeht. Manche Menschen essen mehr, als sie brauchen, und die Fettschicht unter ihrer Haut wird dicker und sorgt dafür, dass sich ihre Haut dehnt und nach außen wölbt.

Das große Jucken

Ein winziges Tier, dass seinen Weg durch die Hautschichten findet, ist die Krätzmilbe, eine mikroskopisch kleine Verwandte der Spinnen. Sie verursacht eine Krankheit namens Krätze, die einen so fürchterlichen Juckreiz auslöst, dass man sich so lange kratzt, bis man blutet. Das Milbenmännchen ist relativ harmlos. Doch das Weibchen bohrt sich durch die Epidermis in die Dermis, wo es seine Eier ablegt und

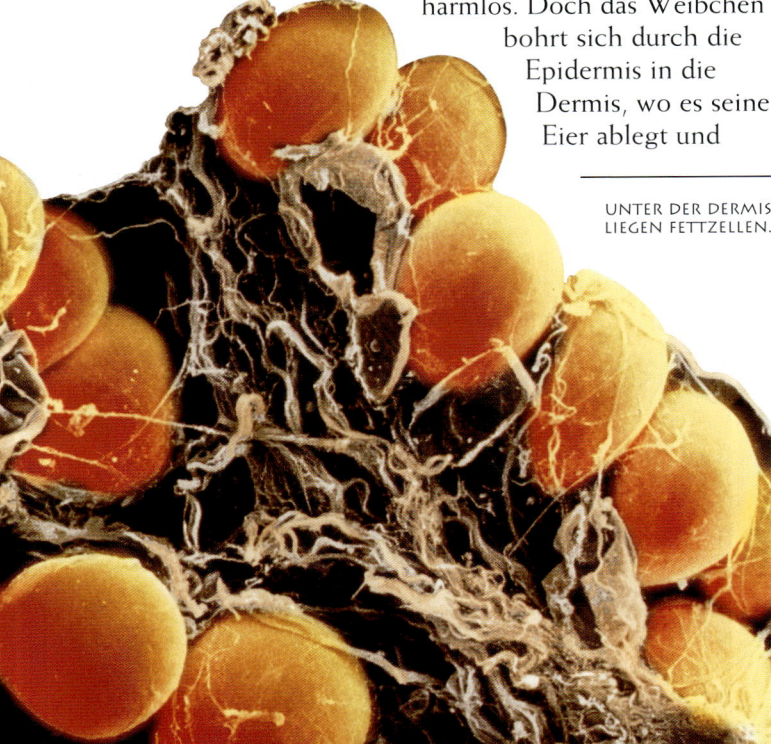

UNTER DER DERMIS LIEGEN FETTZELLEN.

dieses Jucken auslöst. Zum Glück lässt sich die Krätze mit Milben tötenden Lotionen heilen.

Hautfarbe

Es gibt alle möglichen Hautfarben – vom blassesten Rosa bis zum tiefsten Braun. Die Hautfarbe hängt von der Menge eines Pigments (Farbstoffs) namens Melanin ab. Dieses braunschwarze Pigment wird von Zellen in der Epidermis erzeugt. Menschen mit sehr dunkler Haut produzieren viel Melanin, solche mit blasser Haut wenig. Manche Menschen haben kleine Hautflecken mit zusätzlichem Melanin – die Sommersprossen. Die rosa Farbe der Haut wird von dem Blut erzeugt, das durch sie fließt. Das ist weniger sichtbar, wenn man eine dunkle Haut hat.

Sonnenschutz

Das Melanin ist deshalb so wichtig, weil es die Haut vor den schädlichen ultravioletten Strahlen (UV) des Sonnenlichts abschirmt. Daher haben Menschen, die an heißen Orten leben oder deren Vorfahren von dort stammen, eine dunklere Haut. Ihre Haut produziert natürlicherweise mehr Melanin zum Schutz vor der heißen Sonne. Hältst du dich in der Sonne

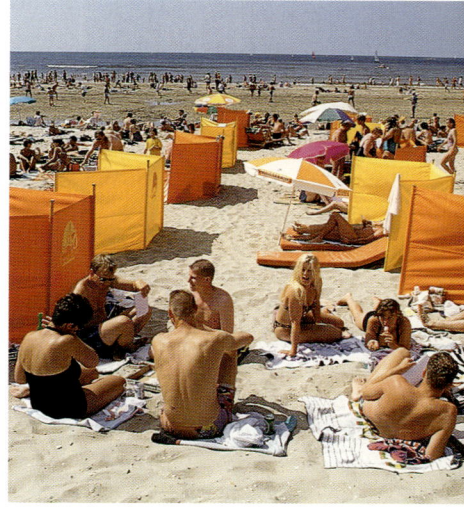

SONNENCREME SCHÜTZT VOR DER VERBRENNUNG DURCH DIE UV-STRAHLEN DER SONNE.

auf, erzeugt deine Haut automatisch zusätzliches schützendes Melanin und wird braun. Doch wenn du dich der heißen Sonne zu lange aussetzt und keine schützende Sonnencreme aufträgst, verbrennen die UV-Strahlen deine Haut, und du bekommst einen schmerzhaften Sonnenbrand.

MEGAINTERESSANT

BLUTUNGEN AUS WINZIGEN BLUTKAPILLAREN IN ODER UNTER DER HAUT ERZEUGEN DIE BEKANNTEN BLAUEN FLECKE. SPÄTER WIRD DER BLUTERGUSS GELB, UND SCHLIESSLICH VERBLASST ER.

Pickel

Haut und Haar weich und geschmeidig zu halten ist die Aufgabe von Talgdrüsen. Sie sondern eine ölige Flüssigkeit namens Talg ab, die die Haut schmiert und sie wasserdicht macht. Leider wird das Röhrchen der Drüse manchmal mit Talg verstopft, was zu Pickeln führt. Wird die Talgblockade nahe der Oberfläche dunkel, bekommt man einen Mitesser. Und wenn sich die Stelle durch Bakterien rötet und entzündet, entsteht Akne. Teenager bekommen leicht Pickel, weil ihre Hormone die Talgdrüsen stärker anregen.

Achselgeruch

Als ob man damit nicht schon genug Sorgen hat, beginnt man auch noch unter den Armen zu schwitzen, wenn man in die Pubertät kommt. Eingeringelt in der Dermis liegen die Schweißdrüsen, die kühlenden Schweiß auf die Hautoberfläche absondern, wenn es heiß ist. In den Achselhöhlen tritt eine andere Art Schweiß aus. Er riecht erst, wenn sich Bakterien davon ernähren und Substanzen von sich geben, die penetrant riechen. Menschen, die sich nicht oft waschen oder kein Deodorant benutzen, haben einen starken Körpergeruch.

Fingerabdrücke

Sogar die Fingerspitzen schwitzen. Berührst du Glas oder Metall, siehst du Fingerabdrücke – von deinen Fingern hinterlassene Schweißmarken. Die Bögen und Schlingen von Fingerabdruckmustern werden durch Hautrippen erzeugt, die dir beim Greifen helfen, wenn du Dinge aufhebst. Jeder Fingerabdruck ist einzigartig, sogar bei eineiigen Zwillingen.

Am Ende des 19. Jahrhunderts kam jemand darauf, dass sich Verbrecher durch ihre am Tatort hinterlassenen Fingerabdrücke identifizieren ließen. Manche Verbrecher versuchten ihre Fingerabdrücke zu beseitigen, damit sie nicht so leicht überführt werden konnten. Der amerikanische Gangster John Dillinger unterzog sich 1934 einer plastischen Chirurgie. Als das nichts half, tauchte er seine Finger in Säure, bis die Rippenmuster verschwanden. Aua! Doch das nützte nichts.

MEGAINTERESSANT

VITAMINE SIND IN NAHRUNG ENTHALTEN, ABER VITAMIN D WIRD AUCH VON DER HAUT ERZEUGT, WENN SIE DEM SONNENLICHT AUSGESETZT IST. DANK VITAMIN D KANN DER KÖRPER KNOCHEN UND ZÄHNE MIT KALZIUM VERSTÄRKEN.

Als Dillinger später vom FBI geschnappt wurde, waren seine Fingerabdrücke wieder da, und er konnte identifiziert werden.

Krauses und glattes Haar

Ein weiteres Unterscheidungsmerkmal ist das Haar. Es gibt verschiedene Haarfarben, und man kann es schneiden, flechten, mit Perlen schmücken oder sogar abrasieren. Haare wachsen aus Hautlöchern, Follikel genannt, die überall auf dem Körper verteilt sind, außer auf den Fußsohlen, Handflächen, Lippen und ein oder zwei anderen Stellen. Ob du eine Naturkrause, welliges oder glattes Haar hast, hängt von der Form dieser Follikel ab.

Ein runder Follikel erzeugt glattes, ein ovaler welliges und ein flacher lockiges Haar.

WEB-TIPP
www.brainpop.com/health

Schmerzloser Haarschnitt

Haare wachsen aus den Follikeln als Röhren aus toten Zellen, die vorwiegend aus Keratin bestehen. Daher tut es nicht weh, wenn du dir die Haare schneiden lässt.

Jedes Kopfhaar wächst in einer Woche etwa um 2 mm, ein paar Jahre lang, bis es von

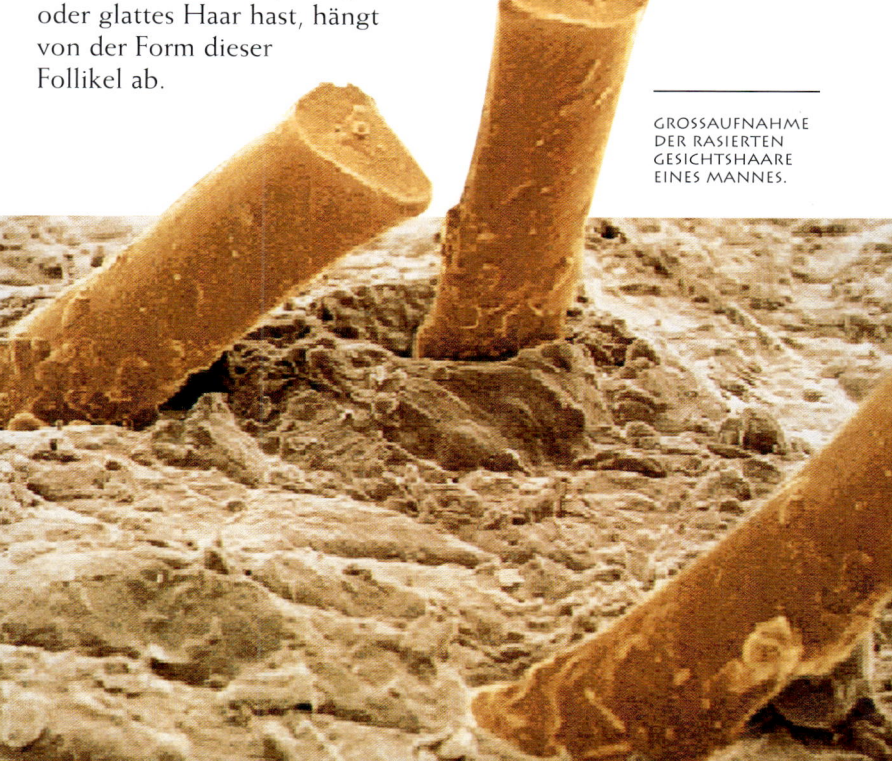

GROSSAUFNAHME DER RASIERTEN GESICHTSHAARE EINES MANNES.

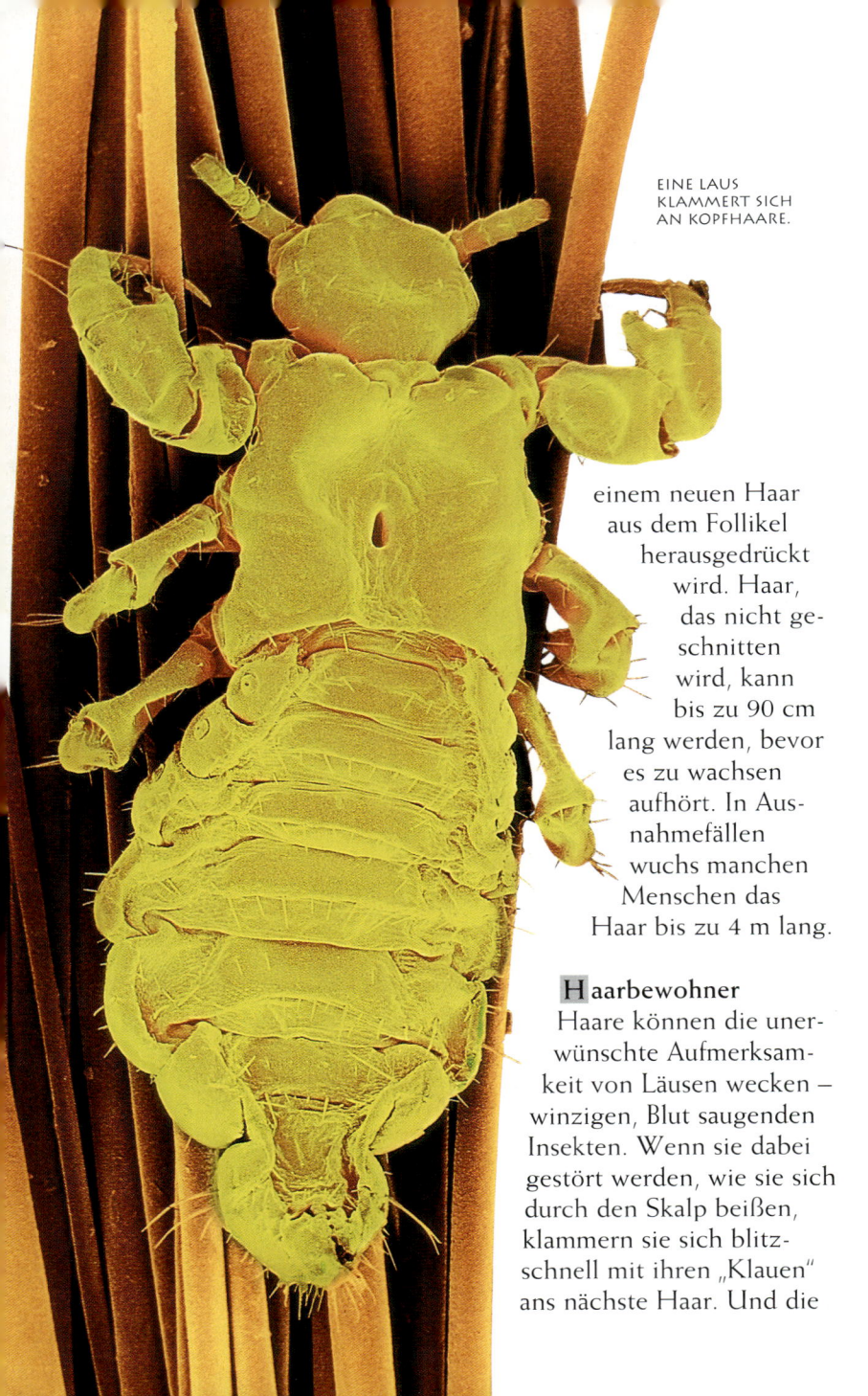

einem neuen Haar
aus dem Follikel
herausgedrückt
wird. Haar,
das nicht ge-
schnitten
wird, kann
bis zu 90 cm
lang werden, bevor
es zu wachsen
aufhört. In Aus-
nahmefällen
wuchs manchen
Menschen das
Haar bis zu 4 m lang.

Haarbewohner

Haare können die uner-
wünschte Aufmerksam-
keit von Läusen wecken –
winzigen, Blut saugenden
Insekten. Wenn sie dabei
gestört werden, wie sie sich
durch den Skalp beißen,
klammern sie sich blitz-
schnell mit ihren „Klauen"
ans nächste Haar. Und die

Weibchen kleben ihre Eier –
Nissen genannt – an einzelne
Haare, sodass sie beim Haare-
waschen nicht weggespült
werden. Kopfläuse sind bei
Schulkindern weit verbreitet.
Spezialshampoos töten sie ab,
feinzinkige Nissenkämme
beseitigen die Eier.

Nackte Tatsachen
Manche Menschen be-
kommen wohl kaum
Kopfläuse, weil sie
eine Glatze haben.
Bei manchen
Männern wächst
das Haar oben
auf dem Kopf
nur ganz kurze
Zeit, sodass es
nicht einmal eine
Chance hat, aus der

oder wenn du etwas Kleines
aufheben willst. Sie wachsen
monatlich etwa um 5 mm –
im Sommer etwas schneller
als im Winter.

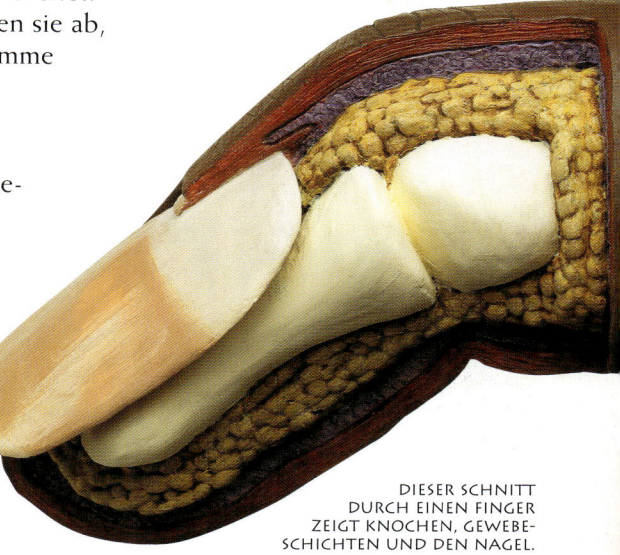

DIESER SCHNITT
DURCH EINEN FINGER
ZEIGT KNOCHEN, GEWEBE-
SCHICHTEN UND DEN NAGEL.

VON DEN 100000 HAAREN AUF DEM KOPF WERDEN JEDEN TAG 80 ERSETZT.

Hautoberfläche herauszu-
kommen, bevor es vom Haar
darunter herausgestoßen wird.

Nagelwachstum
Nicht jeder hat einen Kopf
voller Haare, aber jeder hat
Nägel. Sie sind ebenfalls aus
Keratin und wirklich nützlich,
wenn du dich kratzen musst

Die meisten Menschen schneiden sich die Nägel, wenn sie
zu lang sind. Das tust du be-
stimmt auch. Aber ein Mann
ließ sie sich über einen Meter
lang wachsen. Sein Daumen-
nagel war am längsten – 1,4 m
lang. Offenbar war dieser
Mann weder Maler noch Zahnarzt...

71

REPARATURSERVICE

Der menschliche Körper wird oft eine lebende Maschine genannt, und wie alle Maschinen streikt er manchmal. Wenn etwas nicht in Ordnung ist, kann er sich oft selbst reparieren, manchmal mithilfe von Ärzten. Doch manche Krankheiten beginnen nicht im Körper, sondern werden von Eindringlingen ausgelöst.

Feindliche Eindringlinge

Keime versuchen ständig in deinen Körper zu gelangen. Diejenigen, denen dies gelingt, können dich krank machen.

Zellen befördern Sauerstoff, aber die weißen Zellen machen etwas ganz anderes. Beim ersten Anzeichen einer Invasion von Erregern sausen so genannte

MILLIARDEN HARMLOSER BAKTERIEN LEBEN IN UND AUF DEINEM KÖRPER.

Diese so genannten Erreger sind Viren und Bakterien. Ihr Pech ist es, dass dein Körper ein superstarkes Abwehrsystem hat – ohne es würdest du nicht sehr lange existieren. Alle Erreger stoßen auf eine tödliche Armee loyaler Abwehrkräfte.

Fressen und vernichten

Eine dieser Abwehrkräfte ist dein Blut. Darin gibt es zwei Hauptarten von Zellen. Die roten

Phagozyten zum Infektionsherd, entdecken die Erreger und verschlingen sie. Für alle Erreger, die diesen Angriff

ERREGER

überleben, hat der Körper eine noch tödlichere Waffe bereit: das Immunsystem, der ausgeklügeltste Teil deiner Körper-abwehr. Eine entscheiden-de Rolle spielen darin

weiße Blutzellen, die Lympho-zyten. Diese langlebigen Zellen speichern die Merkmale aller Erreger, die in deinen Körper gelangt sind. Taucht ein Erreger erneut auf, ge-ben die

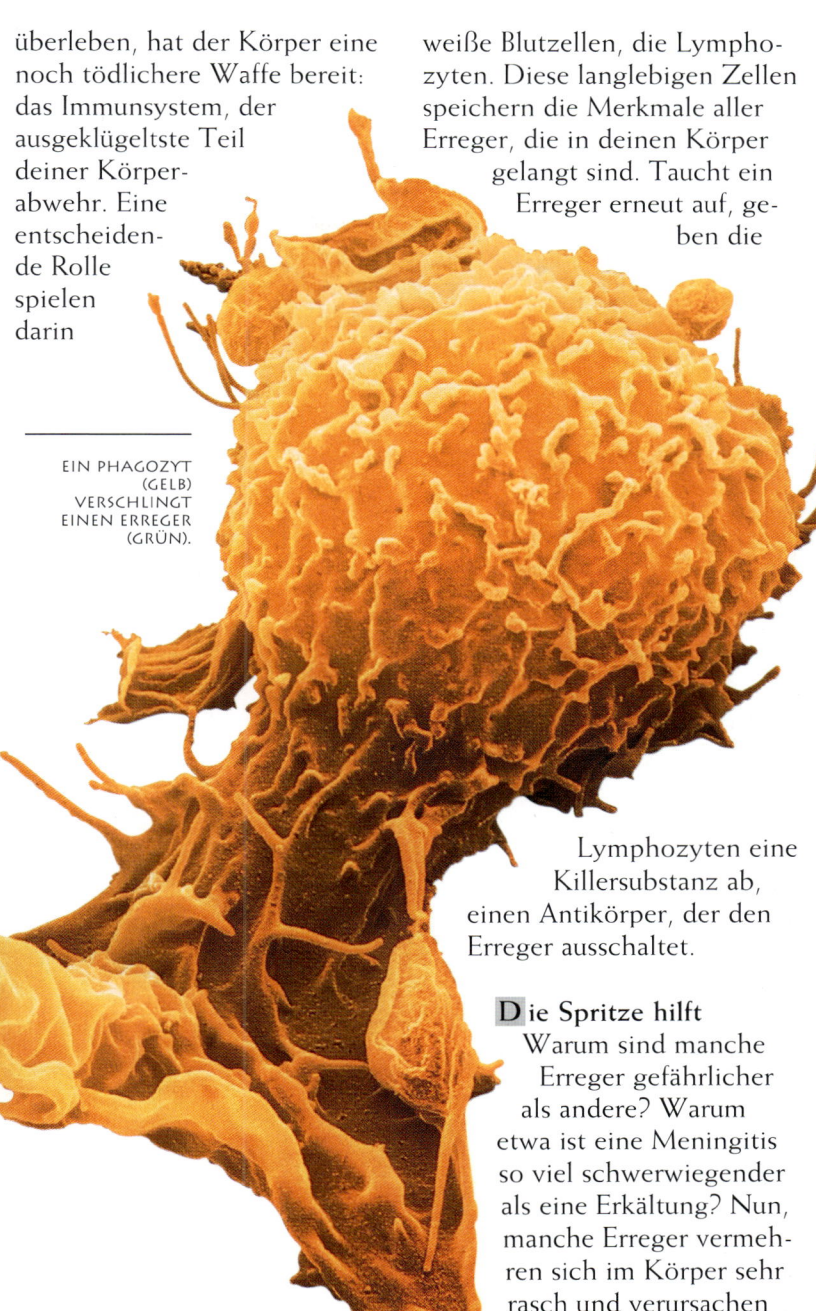

EIN PHAGOZYT (GELB) VERSCHLINGT EINEN ERREGER (GRÜN).

Lymphozyten eine Killersubstanz ab, einen Antikörper, der den Erreger ausschaltet.

Die Spritze hilft

Warum sind manche Erreger gefährlicher als andere? Warum etwa ist eine Meningitis so viel schwerwiegender als eine Erkältung? Nun, manche Erreger vermeh-ren sich im Körper sehr rasch und verursachen

73

eine schwere Krankheit, bevor das Immunsystem Zeit zum Reagieren hat. Zum Glück wird die moderne Medizin damit fertig.

Die Ärzte können verhindern, dass wir eine bestimmte Krankheit bekommen, indem sie uns einen Impfstoff injizieren. Er enthält eine schwache oder tote Version des Erregers. Sie veranlasst das Immunsystem, Antikörper zu produzieren, löst aber keine Krankheit aus. Taucht nun der echte Erreger auf, wird er von der Armee der Antikörper ausgelöscht, die ihn bereits erwartet.

Entdeckung der Antibiotika

Antibiotika sind eine weitere Waffe im Krieg gegen Keime. Sie wurden 1928 zufällig von Alexander Fleming in London entdeckt. Beim Studium von Bakterien wurde eines seiner Experimente mit dem blaugrauen Schimmel kontaminiert, der sich auf faulendem Obst befindet. Zu Flemings Überraschung tötete der Schimmel die Bakterien.

Die Bakterien tötende Chemikalie wurde isoliert und Penicillin genannt. Sie war das erste dieser Arzneimittel oder Antibiotika, die sich als echte Lebensretter erwiesen haben.

Blutgerinnsel

Was aber passiert, wenn etwas mit inneren Körperteilen nicht

IN EINEM FIBRINNETZ GEFANGENE ROTE BLUTZELLEN BILDEN EIN BLUTGERINNSEL.

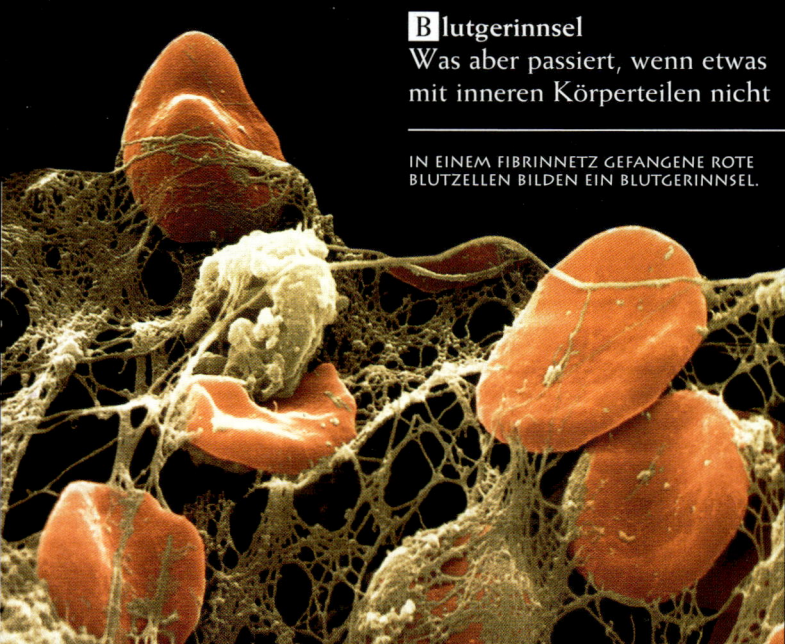

in Ordnung ist? Würde etwa
ein Loch in einem Blutgefäß
nicht repariert, würde Blut
einfach herausfließen. Zum
Glück hat der Körper seinen
eigenen Rohrleitungsreparatur-
service. Platzt oder reißt ein
Blutgefäß, stauen sich winzige
vom Blut beförderte Plättchen
an der Schadensstelle an und
„verkleben" miteinander, um
das Leck zu stopfen.

Diese Plättchen setzen auch
Chemikalien frei, die ein Blut-
protein namens Fibrinogen in
Fibrinfasern auflösen. Wie ein
Fischernetz fangen die Fasern
rote Blutzellen und andere
Blutteile ein, um ein Gerinnsel
zu bilden. Pfropfen und
Gerinnsel verstopfen das Loch.

Bruchreparatur
Ein anderes Reparatursystem
heilt Knochen, wenn sie
brechen. Knochen sind
wirklich stark. Aber ein
plötzlicher Druck aus
einem ungewöhnlichen
Winkel – etwa wenn
jemand vom Rad fällt –
kann einen Knochen
brechen. In diesem
Fall beginnt sofort
die Knochenhei-
lung. Ein Gerinn-
sel stoppt die

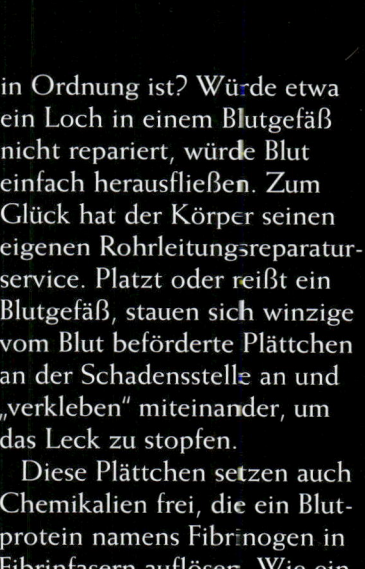

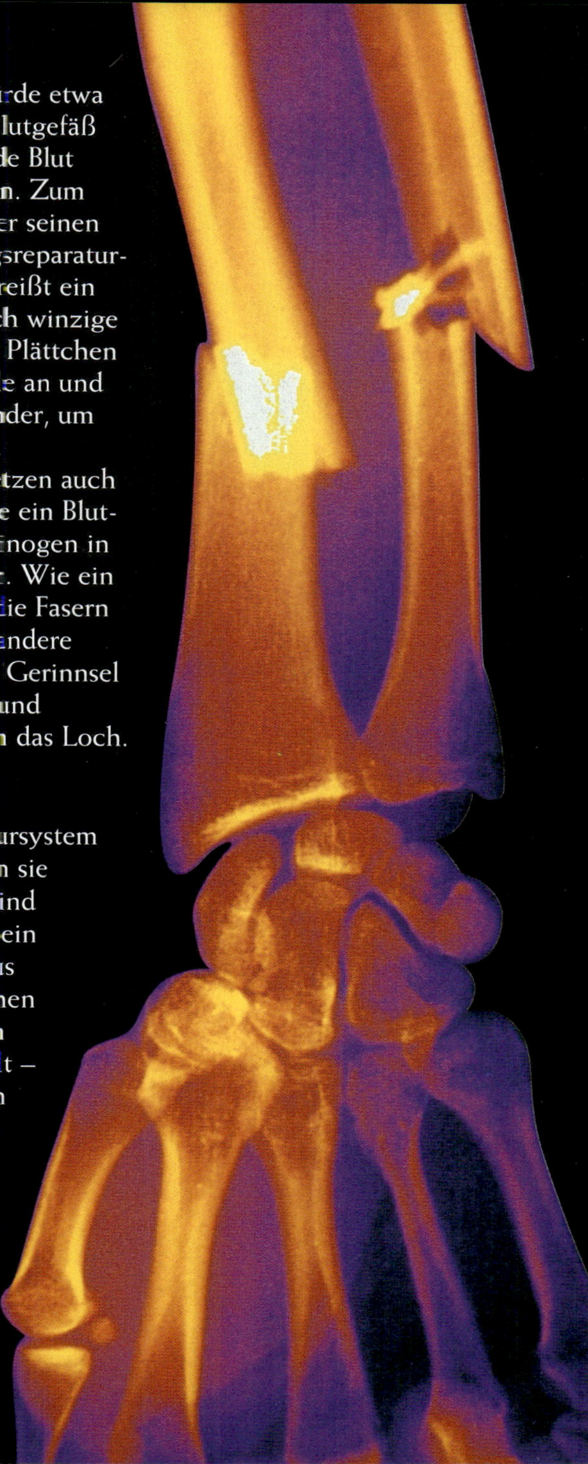

RÖNTGENAUFNAHME
EINES ARMBRUCHS

Blutung aus den gebrochenen Enden, und neuer Knochen wächst, um sie miteinander zu verbinden. Im Laufe der Zeit sieht der Knochen so gut wie neu aus. Aber die Knochenheilung kann eine medizinische Hilfe erfordern, damit die Knochen gerade und nicht krumm verheilen. Darum werden sie eingegipst oder mit Nägeln fixiert.

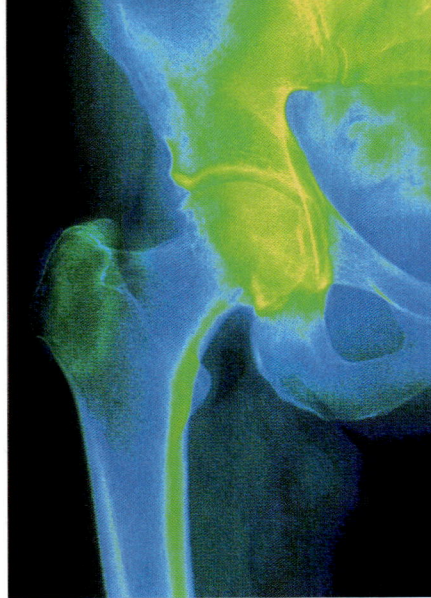

C hirurgie

Manchmal muss ein geschickter Chirurg den Körper reparieren. Der Operierte empfindet keinen Schmerz, weil er ein Anästhetikum bekommen hat, das ihn eine Zeit lang bewusstlos macht. Aber bevor der Amerikaner William Morton 1846 erstmals Äther – ein betäubendes Gas – verwendete, mussten Operationen wie Amputationen so rasch wie möglich durchgeführt werden. Die Patienten wurden entweder an den Operations-tisch gefesselt oder von starken Männern festgehalten!

S auberkeit

Der Chirurg Joseph Lister (1827–1912) verbesserte die Chancen, eine Operation zu überleben. Er erkannte, wie wichtig Sauberkeit ist, und führte keimtötende Chemikalien, so genannte Antiseptika, ein, die in und um Wunden gesprüht werden. Später wurden auch chirurgische Instrumente sterilisiert, um Erreger zu töten, die Operationssäle mit Desinfektionsmitteln gesäubert und saubere Gewänder und Schutzmasken getragen – wie es heute üblich ist.

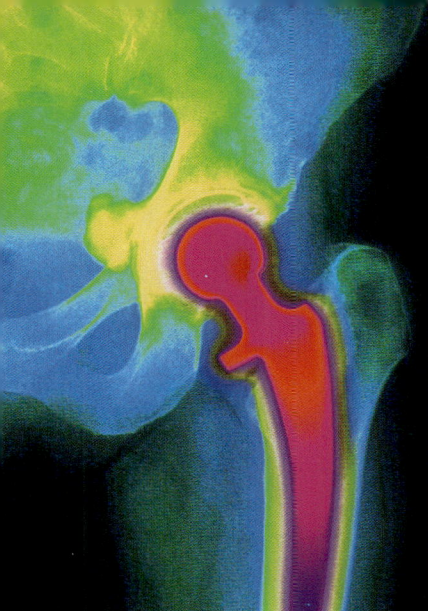

RÖNTGENAUFNAHME EINES KÜNSTLICHEN
HÜFTGELENKS (ROSA)

WEB-TIPP
www.eufic.org/de/
quiz/quiz.htm

Gelenke oder verbrauchte Herzklappen durch Klappen aus Metall und Kunststoff ersetzen. Immer mehr alte Körperteile lassen sich bei Bedarf gegen neue austauschen.

F it und gesund

Am besten kümmerst du dich jedoch lieber richtig um deinen Körper, sodass nur ein Minimum an Reparaturen erforderlich ist. Ein fitter Körper – einer, der gut funktioniert – ist gesünder und lebt länger. Leider tendiert unsere moderne Lebensweise – im Unterschied zu der unserer Urahnen, die ständig hinter Antilopen herjagten oder vor Löwen davonrannten – immer mehr zum Herumsitzen: man spielt mit Computern, hockt vorm Fernseher und isst Hamburger. Um deinen Körper fit zu halten, musst du dich täglich bewegen und auf eine Ernährung mit viel Obst und Gemüse und wenig Fett achten.

SPORT HÄLT DEN KÖRPER FIT
UND GESUND.

E rsatzkörperteile

Vor Jahrhunderten ersetzte man bei Piraten und Matrosen ein in einer Seeschlacht verlorenes Bein durch ein Holzbein. Heute gibt es etwas fortschrittlichere Methoden. Die neuesten Arm- und Beinprothesen sind lebensecht und leicht. Chirurgen können kaputte Gelenke durch künstliche

77

LEBENSLAUF

Wir alle haben den gleichen Lebenslauf. Oder hast du schon mal von jemandem gehört, der jünger oder erst mit 15 geboren wird? Wir werden alle als Baby geboren, wachsen langsam in der Kindheit, verändern uns rasch als Teenager, um erwachsen zu werden, haben vielleicht selbst Kinder und werden schließlich alt.

Frankenstein

Den normalen Lebenslauf kann man nur verändern, wenn man die blühende Phantasie der englischen Autorin Mary Shelley hat. 1818 schrieb sie ein Buch über den Wissenschaftler Victor Frankenstein, der Leichenteile zu einem neuen „Menschen" zusammennähte. Mit der Kraft des Blitzes erweckte er seine Schöpfung zum Leben. Frankensteins Monster hatte ein ziemlich elendes Leben, und am Ende vernichtete es seinen Schöpfer.

Eierlauf

Im wirklichen Leben wird ein neuer Mensch auf natürliche Weise gezeugt. Zwei wichtige Elemente sind dazu erforderlich: ein Spermium des Vaters und eine Eizelle der Mutter.

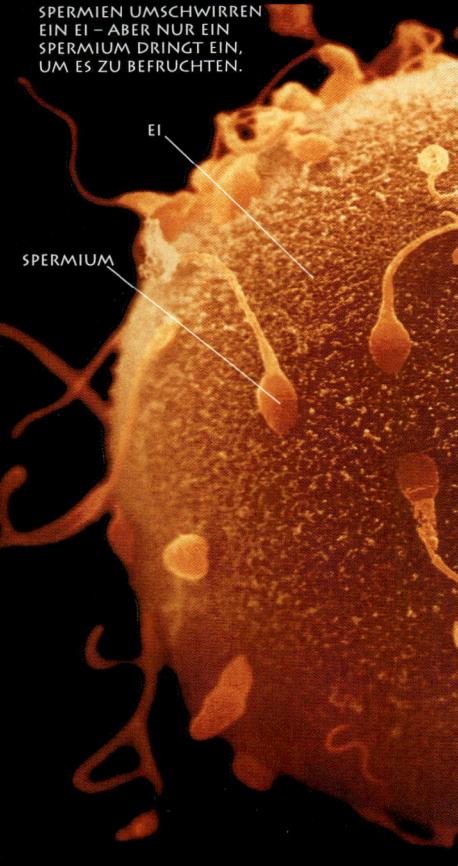

SPERMIEN UMSCHWIRREN EIN EI – ABER NUR EIN SPERMIUM DRINGT EIN, UM ES ZU BEFRUCHTEN.

EI

SPERMIUM

Während bei einer Frau nur ein Ei pro Monat aus ihren Eierstöcken austritt, produziert ein Mann in seinen Hocen Millionen von Spermien. Er setzt sie in seiner Partnerin frei, wenn beide miteinander schlafen. Die meisten Spermien bleiben auf der Strecke, wenn sie zum Ei im Eileiter schwimmen, der zwischen dem Eierstock und dem Uterus verläuft. Nur einem Spermium kann es gelingen, in

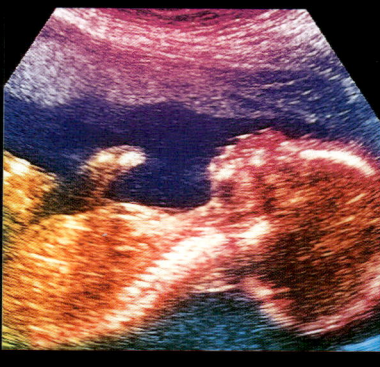

ULTRASCHALLAUFNAHME EINES BABYS IN DER GEBÄRMUTTER SEINER MUTTER

das Ei hineinzugelangen und es zu befruchten. Ein paar Tage später hat sich das befruchtete Ei zu einer Zellkugel geteilt, die sich in der Schleimhaut des Uterus zu einem Baby entwickelt.

Die Entwicklung zum Baby

Wir alle haben sie hinter uns, aber keiner kann sich an sie erinnern – unsere Geburt, die Reise aus der warmen, stillen, dunklen Umgebung des Uterus unserer Mutter in die helle, lärmende Außenwelt mit all diesen Menschen, die so merkwürdige Geräusche machen. Die Geburt findet etwa 40 Wochen nach der Befruchtung statt. In dieser kurzen Zeit haben wir uns aus der mikroskopisch kleinen Zellkugel im Uterus zu einem 3 kg schweren Baby mit allen Organen entwickelt. Unter anderem mit einer Lunge, um laut schreien zu können, und einem funktionsfähigen Harn- und Verdauungssystem, um die Windeln vollzumachen.

A lles liegt in den Genen

Kommt ein neues Baby zur Welt, sagen die Leute gern, wie ähnlich es doch seiner Mutter oder seinem Vater sehe. Jeder Mensch erbt in der Tat zwei Sets von Anweisungen für den Körperbau, die so genannten Gene – ein Set aus der Eizelle der Mutter, eins vom Spermium des Vaters. Diese Gene verleihen uns jeweils einige Züge von Mutter und Vater, aber auch etwas, was uns zu einzigartigen Individuen macht. All diese Gene – ungefähr 30000 in jedem Set – sind auf 46 „Fäden", den Chromosomen, aufgereiht, die sich in jeder Zelle befinden. Sie

bestehen aus einem langen Molekül, DNA oder Desoxyribonukleinsäure genannt. DNA-Moleküle enthalten diese codierten Anweisungen, die jede Zelle im Körper aufbauen und in Betrieb setzen – und einen vollständigen Menschen herstellen.

Z willinge

Menschen bekommen normalerweise nur ein Baby auf einmal. Aber manchmal gebären Frauen Zwillinge, gelegentlich Drillinge oder ganz selten Vier- oder Fünflinge. Wie kommt es dazu? Gewöhnlich tritt

EINFACHES MODELL EINES DNA-ABSCHNITTS

jeden Monat ein Ei aus einem der beiden Eierstöcke einer Frau aus. Werden aber zufällig zwei Eier freigesetzt und von verschiedenen Spermien befruchtet, bilden sich daraus Zwillinge. Sie sind nicht identisch, da sie aus verschiedenen Eiern und Spermien entstanden sind und damit nicht die gleichen Gene haben. Es könnten zwei Mädchen, zwei Jungen oder

Mädchen und Junge sein. Eineiige Zwillinge haben die gleichen Gene. Sie entstehen, wenn sich ein befruchtetes Ei in zwei getrennte Zellen teilt, die jeweils zu einem Baby heranwachsen. Sie haben immer das gleiche Geschlecht und sehen sich oft zum Verwechseln ähnlich.

EINEIIGE ZWILLINGE ENTSTEHEN, WENN EIN BEFRUCHTETES EI SICH TEILT UND ZWEI BABYS HERANWACHSEN.

Lernphase

Wir lernen zwar das ganze Leben lang, aber am eifrigsten während der Kindheit. Denke bloß an all die Dinge, die du gelernt hast: zu krabbeln, zu gehen, zu laufen, einen Ball zu werfen, schreiben, sprechen, rechtzeitig zur Toilette zu gehen – die Liste ist endlos. Dein Gehirn saugt Informationen wie ein Schwamm auf, sodass du ständig deinen Wortschatz erweiterst oder immer besser am Computer wirst.

MEGAINTERESSANT

IM JAHR 2000 WURDE VOM HUMAN GENOME PROJECT DIE STRUKTUR DER GENE IN DEN MENSCHLICHEN CHROMOSOMEN ENTSCHLÜSSELT. HIER SIND DIE PLÄNE ANGELEGT, WIE EIN MENSCH EINMAL SEIN WIRD.

Andere Dinge wie Gehen oder Fahrrad zu fahren lernt man durch Probieren, und dann nutzt man seine Erfahrungen, um besser zu werden.

Wachstumsschmerzen

Mädchen kommen zwischen 9 und 13 Jahren in die Pubertät,

Alt und runzlig

Würde man nicht älter werden, hätte man nie Geburtstag, und das Leben würde nicht so viel Spaß machen. Und während es auf der Hand liegt, dass aus Kindern Erwachsene werden, entdeckt man Anzeichen des Alterns an Menschen erst,

BEI ETWA EINER VON 80 GEBURTEN WERDEN ZWILLINGE GEBOREN.

Jungen etwas später. In dieser Zeit gib es einen plötzlichen Wachstumsschub. Die Körperform verändert sich, so dass sie eher wie Erwachsene aussehen, und ihr Fortpflanzungsapparat wird „eingeschaltet", sodass sie Babys bekommen können.

Sexualhormone sind für diese Veränderungen verantwortlich. Vor der Geburt legten diese Hormone fest, ob du ein Junge oder ein Mädchen werden würdest. Dann, in der Pubertät, lösen sie die körperlichen Veränderungen aus. Außerdem ändert sich die Art und Weise, wie man denkt und fühlt.

wenn sie um die 40 oder 50 sind. In dieser Zeit werden die Körperzellen weniger effizient. Die Haut wird weniger elastisch und runzliger, und das Haar

WIRBEL, DER ZU ZERBRÖCKELN BEGINNT

DIESE SCANNERAUFNAHME EINES RÜCKGRATS ZEIGT DIE ZEICHEN DER ALTERUNG AN EINEM WIRBEL.

wird dünner und kann grau oder weiß werden. Die Augen sehen nicht mehr so scharf, die Muskeln verlieren an Kraft, und die Knochen werden spröder. Am Ende hört das eine oder andere Körpersystem auf zu arbeiten, und der Mensch stirbt.

Doch dank der guten Gesundheitsfürsorge und der modernen Medizin leben wir viel länger als unsere Vorfahren. Dazu tragen auch gutes Essen und viel Bewegung bei. Viele Menschen werden 90 und 100 Jahre alt, manche sogar älter.

Tiefgekühlt

Der Tod mag unausweichlich sein, aber manche Menschen versuchen ihm zu entkommen. Seit einigen Jahren kann man seinen Körper kurz vor dem Tod tief gefrieren lassen – bei -196°C! Man hofft, diesen tiefgefrorenen Körper irgendwann in der Zukunft wieder auftauen zu lassen, wenn die Ärzte die Krankheit, an der man gestorben wäre, behandeln können. Doch erstens gibt es keine Garantie, dass der Körper aus seinem „Gefrierschlaf" wieder erweckt werden kann. Und ob die Nachkommen wirklich Lust haben, ihre

Vorfahren wieder aufzutauen?!

Gut erhalten

Natürlich gab es früher auch die Möglichkeit, nach dem Tod als Mumie weiter zu existieren. In der Antike waren die Ägypter Experten auf diesem Gebiet. Sie glaubten, beim Tod würde

WEB-TIPP
www.g-o.de/

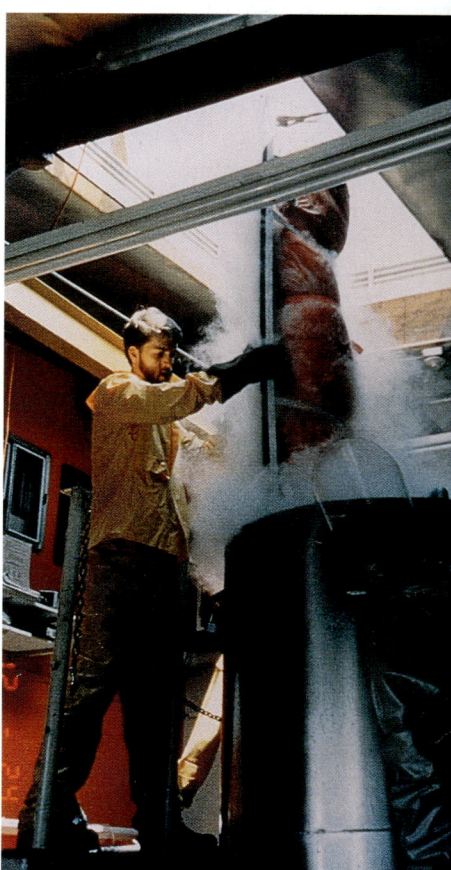

EIN KÖRPER WIRD TIEF GEFROREN.

die Seele den Körper verlassen, sich später aber mit ihm wiedervereinen. Daher versuchten sie die Körper zu erhalten, wenn auch in ziemlich ausgetrockneter Form.

Aber auch in neuerer Zeit ließen die Menschen ihre Lieben mumifizieren. So wurden zm Beispiel auf Sizilien rund 6000 Mumien in einem unterirdischen Friedhof gefunden. Sie stammen aus der Zeit von 1599 bis 1920. Reiche Sizilianer ließen damals ihre Verwandten zum Gedenken an den einst lebendigen Körper mumifizieren.

Doch wie auch immer das Leben endet – der Weg von der Befruchtung zum Alter ist bei allen Menschen voller Veränderungen und Entwicklungen.

Wir alle beginnen als Zellkugel, werden Babys, dann Kinder, Teenager und schließlich Erwachsene, bevor wir alt werden. Das ist die Lebensgeschichte des Körpers.

IN DIESEN SIZILIANISCHEN KATAKOMBEN KÖNNEN VERWANDTE IHRE TOTEN, ABER GUT ERHALTENEN FAMILIENMITGLIEDER BESUCHEN.

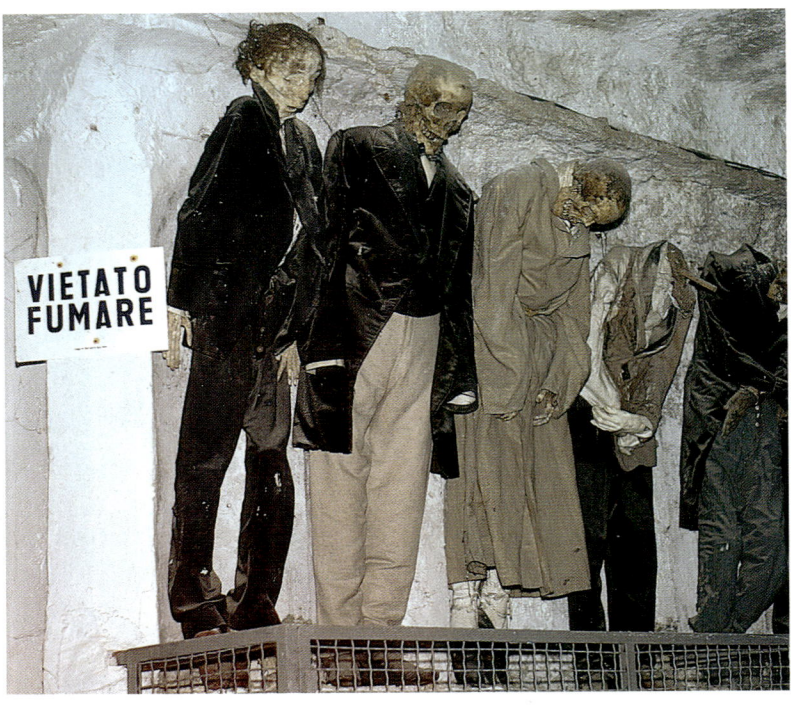

INFO-TEIL

Du kannst das Buch *Der Mensch* zuerst gründlich lesen oder aber gleich diesen Teil durchblättern. Auf jeden Fall findest du auf den folgenden acht Seiten wertvolle Informationen: historische Fakten und Zahlen, Hintergrunddetails, Statistiken und Begriffe, die du kennen solltest. Du findest hier auch eine Liste von Internetadressen – wenn du also im Netz surfen oder Fakten recherchieren willst, werden dich die folgenden Seiten mit dem nötigen Wissen versorgen.

KÖRPERCHRONIK

Um 100 000 v.Chr. Die ersten Menschen (Homo sapiens) erscheinen in Afrika.

Um 70 000 v.Chr. Menschen breiten sich von Afrika auf andere Kontinente aus.

Um 30 000 v.Chr. Höhlenmalereien und Skulpturen zeigen die Form des menschlichen Körpers.

Um 420 v.Chr. Der griechische Arzt Hippokrates lehrt die Bedeutung von Beobachtung und Diagnose – statt Magie und Mythos.

Um 170 Der griechische Arzt Galen beschreibt die Arbeitsweise des Körpers; seine Ideen werden erst im 16. Jahrhundert in Frage gestellt.

Um 1000 Der arabische Arzt Avicenna veröffentlicht medizinische Texte, die die westliche Medizin die nächsten 500 Jahre beeinflussen.

Um 1280 Der arabische Arzt Ibn An-Nafis behauptet, Blut fließe durch die Lunge.

1543 Erste genaue Beschreibung der menschlichen Anatomie vom belgischen Anatom Andreas Vesalius.

1628 Der britische Arzt William Harvey beschreibt den Blutkreislauf und die Pumptätigkeit des Herzens.

1663 Der italienische Physiologe Marcello Malpighi entdeckt die Blutkapillaren.

1672 Der holländische Arzt Regnier de Graaf beschreibt erstmals Struktur und Wirkungsweise des weiblichen Fortpflanzungsapparats.

1674 Der Holländer Antoni van Leeuwenhoek beschreibt mittels eines frühen Mikroskops rote Blutzellen, Spermien und Skelettmuskeln.

1691 Der britische Arzt Clopton Havers beschreibt die Knochenstruktur.

1796 Erste Impfung (gegen Pocken) durch den Briten Edward Jenner.

1811 Der britische Anatom Charles Bell beweist, dass Nerven aus Neuronenbündeln (Nervenzellen) bestehen.

1816 Der französische Arzt René Laënnec erfindet das Stethoskop.

1846 Äther erstmals als Anästhetikum vom amerikanischen Zahnarzt William Morton eingesetzt.

1848 Der französische Forscher Claude Bernard demonstriert die Funktion der Leber und beweist später, dass Körperzellen in stabilem Milieu leben müssen.

1851 Der deutsche Physiker Hermann von Helmholtz erfindet das Ophthalmoskop zur Beobachtung des Augeninnern.

Um 1860 Der französische Forscher Louis Pasteur erklärt, wie Mikroorganismen Infektionskrankheiten verursachen.

1865 Joseph Lister, ein britischer Arzt, verwendet erstmals Antiseptika bei Operationen, um die Sterberate durch Infektion zu reduzieren.

1882 Der deutsche Arzt Robert Koch identifiziert das Bakterium, das Tuberkulose (TB) verursacht.

1895 Wilhelm Röntgen, ein deutscher Physiker, entdeckt die später nach ihm benannten Strahlen.

1901 Der österreichisch-amerikanische Arzt Karl Landsteiner entdeckt die Blutgruppen und bereitet den Weg für sichere Bluttransfusionen.

1903 Der holländische Physiologe Willem Einthoven erfindet eine frühe Version des Elektrokardiographen (EKG) zur Überwachung der Herztätigkeit.

1906-1912 Der britische Biochemiker Frederick Gowland Hopkins beweist die Bedeutung von Vitaminen.

1910 Der deutsche Forscher Paul Ehrlich entdeckt das erste Arzneimittel zur Behandlung der Syphilis.

1921 Die Kanadier Frederick Banting und Charles Best isolieren das Hormon Insulin, das die Kontrolle von Diabetes ermöglicht.

1928 Der britische Arzt Alexander Fleming entdeckt das Penicillin, das erste Antibiotikum.

1943 Der holländische Arzt Willem Kolff erfindet den Dialyseapparat zur Behandlung von Menschen mit Nierenversagen.

1953 Auf der Basis von Forschungen der britischen Physikerin Rosalind Franklin entdecken der amerikanische Biologe James Watson und der britische Physiker Francis Crick die Struktur der DNA.

1953 Der amerikanische Chirurg John Gibbon entwickelt die Herzlungenmaschine für Herzoperationen.

1954 Erste Anwendung des von dem amerikanischen Arzt Jonas Salk entwickelten Polioimpfstoffs.

1954 Erste erfolgreiche Nierentransplantation in Boston, USA.

1958 Erste Ultraschalluntersuchung eines Fetus im Uterus durch den britischen Professor Ian Donald.

1967 Erste erfolgreiche Herztransplantation durch den südafrikanischen Chirurgen Christiaan Barnard.

1972 Computertomographie (CT) zur Abbildung von Körperorganen entwickelt.

1978 Erfolgreiche „in vitro" Befruchtung durch die britischen Ärzte Patrick Steptoe und Robert Edwards ergibt das erste „Retortenbaby" Louise Brown.

1979 Die Pockenkrankheit wird auf der ganzen Welt besiegt.

Um 1980 Einführung der Endoskopie ermöglicht neue Einblicke in den Körper.

1981 Die später als AIDS (acquired immune deficiency syndrome) bezeichnete Krankheit erstmals identifiziert.

1982 Erstes, von dem Amerikaner Robert Jarvik erfundenes künstliches Herz bei einem Patienten implantiert.

1984 Der französische Forscher Luc Montagnier entdeckt das Virus – später HIV genannt –, das AIDS verursacht.

1990 Human Genome Project zur Analyse der DNA in menschlichen Chromosomen gestartet.

2000 Erster „Durchlauf" des Human Genome Project abgeschlossen.

KÖRPERSYSTEME

SYSTEM	FUNKTION
Atmungssystem	Befördert Sauerstoff aus der Luft ins Blut und entsorgt verbrauchtes Kohlendioxid aus dem Körper.
Endokrines System	Gibt Hormone (chem. Botenstoffe) ans Blut ab, die mehrere Körperprozesse steuern.
Fortpflanzungssystem	Ermöglicht Menschen das Erzeugen von Kindern.
Harnsystem	Entsorgt verbrauchte Materialien und überschüssiges Wasser aus dem Blut in Form von Urin.
Immunsystem	Verteidigt den Körper gegen Krankheiten verursachende Bakterien und Viren.
Integumentärsystem	Besteht aus Haut, Haaren und Nägeln, die den Körper bedecken und schützen.
Kreislaufsystem	Pumpt Blut durch ein Netz von Blutgefäßen, um Nährstoffe und Sauerstoff zu Zellen zu transportieren und ihre Abfallstoffe zu entsorgen.
Lymphatisches System	Entzieht den Geweben Flüssigkeit (Lymphe), aus der es Erreger herausfiltert.
Muskelsystem	Bewegt und stützt den Körper.
Nervensystem	Steuert und koordiniert den Körper und ermöglicht Denken und Fühlen.
Skelettsystem	Stützt den Körper, schützt innere Organe und erlaubt Bewegung.
Verdauungssystem	Zerlegt Nahrung in einfache Nährstoffe, die der Körper verwenden kann.

ERSTAUNLICHE FAKTEN

Zellen
• 3 Milliarden Zellen sterben in jeder Minute ab und werden ersetzt.
• Die den Dünndarm auskleidenden Zellen sind nach 3 bis 6 Tagen abgenützt.
• Rote Blutzellen sind nach etwa 120 Tagen verbraucht.
• Leberzellen leben etwa 18 Monate.

Skelett und Muskeln
• Ein Erwachsener hat 206 Knochen, aber ein Neugeborenes über 300.
• Der dickste Muskel des Körpers ist der Glutaeus maximus im Gesäß.

Nervensystem, Gehirn, Sinne
• Ein Nervenimpuls braucht nur eine Hundertstelsekunde vom großen Zeh bis zum Rückenmark.
• Das Gehirn hat zwar nur 2 Prozent des Körpergewichts, erhält aber ständig 20 Prozent der Blutversorgung.

Kreislaufsystem
• Ein Blutstropfen enthält 250 Millionen rote Blutzellen, 16 Millionen Plättchen und 375 000 weiße Blutzellen.
• Das Herz schlägt im Leben ununterbrochen fast 3 Milliarden Mal.
• Aneinandergereiht würden die Blutgefäße eines Menschen zweieinhalb Mal um die Erde reichen.
• Die größte Arterie – die Aorta – ist 2500 Mal dicker als die kleinsten Kapillaren.

Verdauung
• Zahnschmelz enthält keine lebenden Zellen. Wenn er beschädigt wird, kann er nur durch eine Füllung ersetzt werden.
• In seinem Leben isst der Mensch im Schnitt 30 Tonnen Nahrung.

• Im Schnitt gibt der Mensch genügend Winde von sich, um einen Luftballon zu füllen.

Atmung
• Im Schnitt atmet der Mensch etwa 25 000 Mal am Tag ein und aus.
• Der linke Lungenflügel ist kleiner als der rechte, weil er ums Herz herum passen muss.

Harnsystem
• Täglich filtern die Nieren 180 Liter Flüssigkeit aus dem Blut, produzieren aber nur 1,5 Liter Urin.
• Im ganzen Leben scheidet der Mensch 35 770 Liter Urin aus.

Haut
• In jeder Minute fallen etwa 50 000 winzige Schuppen von der Haut ab.
• Fingernägel wachsen viermal schneller als Zehennägel.
• Juckreiz entsteht durch Staubteilchen, die in Haarfollikel gelangen.

Körperabwehr
• Die Augen zwinkern am Tag etwa 9400 Mal.
• Tränen enthalten eine Chemikalie namens Lysozym, die Bakterien auf der Augenoberfläche tötet.
• Täglich werden über 10 Milliarden weiße Blutzellen produziert, um eindringende Erreger zu vernichten.

Fortpflanzung
• Die Hoden eines Mannes produzieren täglich über 300 Millionen Spermien.
• Eierstöcke enthalten schon bei der Geburt über eine Million Eier.

ZWEIGE DER MEDIZIN

Anatomie Die Struktur des Körpers und das Zusammenspiel seiner Teile

Biochemie Die Chemikalien in und um Körperzellen und wie sie miteinander reagieren

Dermatologie Die Haut und ihre Krankheiten

Endokrinologie Endokrine Drüsen und ihre Krankheiten und Hormonauswirkungen auf den Körper

Epidemiologie Wie Krankheiten verursacht und im Menschen und zwischen Gruppen verbreitet werden

Gastroenterologie Das Verdauungssystem und seine Krankheiten

Geburtshilfe Schwangerschaft und Geburt

Genetik Gene und Vererbung

Gynäkologie Das weibliche Fortpflanzungssystem und seine Krankheiten

Hämatologie Das Studium von Blut, Knochenmark und deren Krankheiten

Histologie Das Studium der Gewebe

Immunologie Das Immunsystem und sein Fehlverhalten

Kardiologie Das Herz und die Blutgefäße und ihre Krankheiten

Neurologie Das Nervensystem und seine Krankheiten

Onkologie Die Ursachen und Behandlung von Krebs

Ophthalmologie Das Auge und seine Krankheiten

Orthopädie Knochen, Gelenke, Muskeln, Sehnen und Bänder und ihre Fehlfunktionen

Pädiatrie Wachstum und Entwicklung sowie Krankheiten von Kindern

Pathologie Ursachen und Wirkungen von Krankheiten

Physiologie Wie Zellen, Gewebe, Organe und Systeme funktionieren.

Psychiatrie Geisteskrankheiten und ihre Behandlung

Radiologie Anwendung von Röntgenstrahlen und anderen Bildtechniken zur Erforschung und Behandlung von Krankheiten

Urologie Das Harnsystem und seine Krankheiten bei Männern und Frauen und das Fortpflanzungssystem bei Männern

Zytologie Das Studium der Zellen

INTERNETADRESSEN

www.getwellness.ch/index.asp?136
Umfassende Führung durch den Körper mit vielen interessanten Fakten und Informationen.

www.onlinelexikon.de
In diesem Online-Lexikon lassen sich zahlreiche Begriffe zum Thema nachschlagen. Auf der Startseite gibt es ein Skelett-Puzzle.

www.eduvinet.de/mallig
Unterhaltsame Biologie-Selbstlernkurse.

www.geolino.de/themen/mensch/index.html
Faszinierende Details über den menschlichen Körper.

www.erft.de/schulen/gymlech/mensch/start.htm
Eine von Jugendlichen gestaltete Site zu den Themen Haut, Organe, Skelett und Muskulatur.

www.jaranja.de/jaranja.htm
Durch Anklicken des Links „Gesundheit" erhält man interessante Beiträge zum menschlichen Körper.

www.kidshealth.org/kid/
Der menschliche Körper und viele andere gesundheitliche Aspekte bei Kindern (auf Englisch).

TRADITIONELLE MEDIZIN

Akupunktur Behandlungsmethode, bei der Nadeln an bestimmten Punkten in die Haut gesteckt werden, um den Energiestrom (Ch'i) durch unsichtbare Energiekanäle oder -meridiane zu verändern.

Aromatherapie Dient der Entspannung oder zur Behandlung von Störungen mit Duftpflanzenölen, die in den Körper einmassiert oder ins Badewasser gegeben werden.

Ayurvedische Medizin Traditionelle indische Methode zur Behandlung des ganzen Menschen.

Chiropraxis Schmerzlinderung durch Manipulierung der Gelenke des Rückgrats.

Kräuterheilkunde Alte Praxis der Nutzung der heilenden Eigenschaften bestimmter Pflanzen. Heute noch wichtig in der chinesischen und indischen Medizin.

Homöopathie Behandlung von Störungen durch Verabreichung stark verdünnter Dosen eines Heilmittels, das in voller Dosis Symptome ähnlich der zu behandelnden Krankheit hervorriefe.

Hydrotherapie Behandlung mit Wasser – Bäder, Duschen, Dampfbäder.

Naturheilkunde Behandlung des ganzen Menschen durch Umstellung der Lebensweise oder mittels anderer alternativer Therapien, um das „normale Gleichgewicht" des Körpers wiederherzustellen und seine Selbstheilungskräfte zu stärken.

Osteopathie Diagnose und Behandlung des Knochenapparats und der Gelenke, Bänder, Sehnen, Muskeln und Nerven etwa durch Dehnen, Massage und Übungen.

Reflexzonenbehandlung Massage bestimmter Bereiche der Füße zur Behandlung von Störungen in Körperteilen, die mit diesen Bereichen in Zusammenhang stehen sollen.

GLOSSAR

Adoleszenz Phase, in der aus Kindern Erwachsene werden.

Alveolen Winzige Luftsäckchen in der Lunge, durch die Sauerstoff in den Blutstrom eindringt.

Amputation Chirurgische Operation zur Entfernung eines Körperteils, etwa eines Armes oder Beines.

Anästhetikum Medikament, das das Schmerzempfinden bei einer Operation unterbindet.

Antikörper Vom Immunsystem zur Bekämpfung von Erregern freigesetzte Substanz.

Antiseptikum In die Haut eingeriebene Chemikalie, die Keime abtötet und eine Infektion verhindert.

Bänder Zähe Schnüre, die Knochen an Gelenken zusammenhalten.

Befruchtung Vereinigung von Ei und Spermium während der Fortpflanzung.

Blutgefäß Röhre, die Blut durch den Körper befördert. Haupttypen sind Arterien, Venen und Kapillaren.

Chromosom Eines von 46 fadenähnlichen DNA-Päckchen in jeder Körperzelle.

DNA Chemikalie in Chromosomen, die Anweisungen zu Bau und Funktionieren einer Zelle enthält.

Endokrine Drüse Eine Drüse, etwa die Hirnanhangdrüse, die Hormone in den Blutstrom ausschüttet.

Enzym Chemikalie, die Reaktionen stark beschleunigt, etwa das Zerlegen von Nahrung während der Verdauung.

Erreger Winzige, Krankheiten verursachende Organismen wie Bakterien oder Viren.

Gelenk Teil des Skeletts, wo zwei oder mehr Knochen aufeinander treffen.

Gen Für den Bau und Betrieb einer Zelle benötigte und in der DNA der Chromosomen gespeicherte Anweisung.

Gewebe Ansammlung gleichartiger Zellen mit einer bestimmten Rolle.

Großhirn Der größte Teil des Gehirns, der Denken und Fühlen ermöglicht und Körperbewegungen steuert.

Hämoglobin Substanz, die Sauerstoff in roten Blutzellen trägt.

Hormon Von einer endokrinen Drüse erzeugter und im Blut beförderter chemischer Botenstoff.

Knorpel Zähes, flexibles Material, das Teile von Strukturen bildet, etwa Nase und Kehlkopf, und Knochenenden bedeckt.

Kohlendioxid Gas, Abfallprodukt der Energiefreisetzung, wird in die Luft ausgeatmet.

Kot Fester Abfallstoff der Verdauung, der aus dem Körper durch den Anus ausgeschieden wird.

Krankheit Durch Erreger oder ein Problem im Körper verursachtes Versagen der normalen Körperfunktion.

Melanin Braunes Pigment, das Haut und Haar färbt.

Mitochondrien Gebilde in Zellen, die Energie aus Nahrung freisetzen.

MRT-Aufnahme Abbildung des Körperinneren mittels Magnetismus und Radiowellen.

Muskel Gewebe, das durch Zusammenziehen Bewegung auslöst.

Nährstoffe Substanzen in Nahrung, die für den Körper nützlich sind, wie Kohlehydrate, Fette, Proteine, Vitamine und Mineralien.

Nerv Kabelartiges Neuronenbündel, das alle Körperteile mit Gehirn und Rückenmark verbindet.

Neuronen Nervenzellen, aus denen Gehirn, Rückenmark und Nerven bestehen und die elektrische Signale mit hoher Geschwindigkeit transportieren.

Organ Hauptkörperteil, etwa Herz oder Gehirn, aus verschiedenen Geweben bestehend, mit speziellen Funktionen.

Peristaltik Wellen von Muskelkontraktionen, die Nahrung durchs Verdauungssystem schieben.

Plasma Flüssiger, farbloser Teil des Blutes.

Pubertät Phase der Jugend, in der sich der Körper rasch entwickelt und das Fortpflanzungssystem zu arbeiten beginnt.

Reflex Automatische Handlung wie Schlucken, Zwinkern oder das Wegziehen der Hand vor einem scharfen Objekt.

Röntgenstrahlen Unsichtbare Strahlen zur Erzeugung von Bildern

harter Körperteile, wie Knochen.

Rückenmark Säule aus Nervengewebe, die Botschaften zwischen Gehirn und Körper übermittelt.

Sauerstoff Aus eingeatmeter Luft entnommenes Gas, das den Zellen zur Freisetzung von Energie aus Nahrung dient.

Schleim Dicke, schlüpfrige Flüssigkeit, die die Atmungs- und Verdauungssysteme auskleidet.

Schweiß Auf der Haut freigesetzter salziger, flüssiger Abfallstoff, der den Körper abzukühlen hilft.

Sehne Zähes Band oder Blatt, das Muskel und Knochen verbindet.

Stethoskop Instrument zum Abhören der Geräusche von Körperteilen wie Lunge und Herz.

System Gruppe miteinander verbundener Organe, die zusammen eine bestimmte Aufgabe ausführen.

Transplantation Operation, bei der ein Organ oder Gewebe aus einem Menschen in einen anderen verpflanzt wird.

Ultraschallaufnahme Bild, das vom Echo von Ultraschallwellen erzeugt wird, die auf den Körper abgestrahlt werden.

Urin Von den Nieren produzierter flüssiger Abfallstoff.

Zellen Winzige lebende Einheiten, die Grundbausteine des Körpers.

Zotten Winzige fingerartige Ausstülpungen in der Dünndarmwand, die verdaute Nahrung in den Blutstrom überführen.

REGISTER

DANK

Dorling Kindersley dankt

Dawn Davies-Cook und Joanna Pocock
für die Gestaltung, Almudena Diaz und
Nomazwe Modonko für DTP-Mitarbeit
und Kate Bradshaw für ihre redaktionelle
Mitarbeit sowie Chris Bernstein für das
Register.

Ferner den Fotografen
Geoff Brightling, Andy Crawford, Philip
Dowell, John Garrett, Steve Gorton,
Dave King, Time Ridley, Clive Streeter,
Adrian Whicher, Jerry Young.

Richard Walker dankt

Lucy Hurs, Ann Cannings, Fran Jones,
Marcus James und dem Rest des bei DK
für dieses Buch zuständigen Teams für
ihre harte Arbeit, ihre Begeisterung,
Kreativität und Sorgfalt im Detail.

Bildquellen

Der Verlag dankt folgenden Personen
und Institutionen für die freundliche
Erlaubnis, ihre Fotos abzudrucken.
M = Mitte, u = unten, l = links,
r = rechts, o = oben

AKG London: 11M; Erich Lessing 19u;
The Art Archive: Museum of Modern Art
New York / Album / Joseph Martin 35;
Corbis: Archivo Iconografico, SA 37;
Bettmann 48or; Francis G. Mayer 20or;
Denoyer-Geppert Intl.: 24-25, 42-43;
ESPL/Denoyer-Geppert: 18;
Mary Evans Picture Library: 12;
Image Bank: Lou Jones 24ol;
Images Colour Library: 10, 63;
Kobal Collection: Warner Bros 30ol;
The Natural History Museum, London: 8;
Pictor International: 21;
Science Museum: 30uM;
Science Photo Library: Jürgen Berger,
Max-Planck-Institut 51, 72-73; Chris
Bjornberg 41, 85; BSIP Dr. T. Pichard 45;
Dr. Jeremy Burgess 70; Scott Camazine 62,
75; CNRI 49, 55, 59; Department of
Clinical Radiology, Salisbury District
Hospital 79or; Martin Dohrn 60; Eye of
Science 48ul, 50, 74; Prof. C. Ferlaud/CNRI
56or; Simon Fraser 13; Mehau Kulyk 36,
76-77o; Laguna Design 23or; Prof. P.
Motta/Dep. of Anatomy/University „La
Sapienza", Rom, 25o; National Cancer
Institute 4ol, 38-39, 88-89; Omikron 26-27;
David Parker 22-23; Alfred Pasieka 11or,
82; D. Phillips 32, 78-79; K.R. Porter 52;
Quest 42or, 64-65, 66; Salisbury District
Hospital 16-17; Dr. Gary Settles 57;
Andrew Syred 4-5, 15, 69; Garry Watson
31; Wellcome Dept. of Cognitive Neuro-
logy 34;
Still Pictures: Sarvottam Rajkoomar 26;
Sam Tree of Keygrove Marketing Ltd 68;
Topham Picturepoint: 83;
Richard Walker: 84.

Buchumschlag

Vorderseite:
Science Photo Library: Mike Agliolo
Rückseite, ul
Still Pictures: Sarvottam Rajkoomar

Alle übrigen Abbildungen
© Dorling Kindersley.
Für weitere Informationen siehe
www.dkimages.com